JN265566

神経心理学コレクション

シリーズ編集
山鳥 重
河村 満
池田 学

音楽の神経心理学

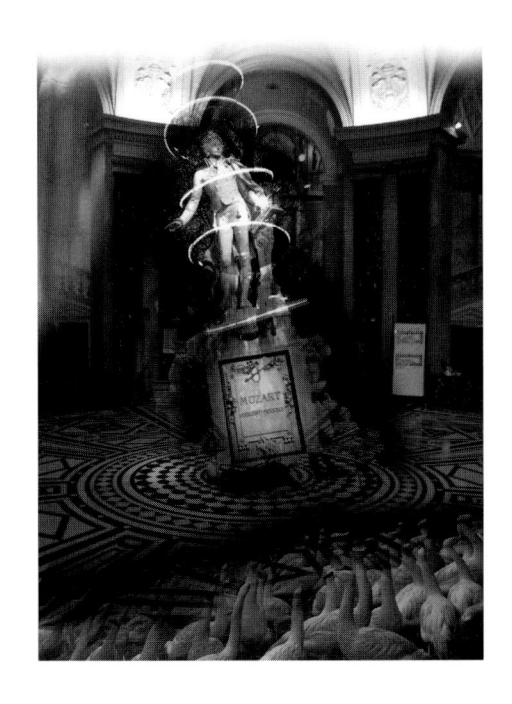

緑川 晶
中央大学文学部 教授

医学書院

〈神経心理学コレクション〉
音楽の神経心理学
発　行　2013年9月1日　第1版第1刷Ⓒ
著　者　緑川　晶
発行者　株式会社　医学書院
　　　　代表取締役　金原　優
　　　　〒113-8719　東京都文京区本郷1-28-23
　　　　電話　03-3817-5600(社内案内)
印刷・製本　三美印刷

本書の複製権・翻訳権・上映権・譲渡権・公衆送信権(送信可能化権を含む)
は(株)医学書院が保有します．

ISBN978-4-260-01527-1

本書を無断で複製する行為(複写，スキャン，デジタルデータ化など)は，「私
的使用のための複製」など著作権法上の限られた例外を除き禁じられています．
大学，病院，診療所，企業などにおいて，業務上使用する目的(診療，研究活
動を含む)で上記の行為を行うことは，その使用範囲が内部的であっても，私的
使用には該当せず，違法です．また私的使用に該当する場合であっても，代行
業者等の第三者に依頼して上記の行為を行うことは違法となります．

|JCOPY|〈(社)出版者著作権管理機構　委託出版物〉
本書の無断複写は著作権法上での例外を除き禁じられています．
複写される場合は，そのつど事前に，(社)出版者著作権管理機構
(電話 03-3513-6969，FAX 03-3513-6979，info@jcopy.or.jp)の
許諾を得てください．

序

　この本のお話をいただいてから，10年が経とうとしている。まだ研究所にポスドクとして所属していた頃，前任の編集者樋口覚さんが訪問してくださり，話が具体的に動き始めたのはいいが，当初は一向に筆が進まず，樋口さんから逃げ回ってばかりいた。しかしさすがに観念し，定期的に会う約束をしてからは，ペースメーカーとしてだけではなく，本の書き方の手ほどきや，狭い視野を広げてくれたりと，まさに編集者と執筆者が二人三脚のようにして，本書を形作っていった。ちょうどそのような時期に，樋口さんが体調を崩し始め，東日本大震災が起こり，前後して，子どもの誕生，父の死去もあった。本書の執筆に思いのほか時間がかかってしまったのも，これらの影響もあったと思う。

　大学に入る前，本書のテーマである音楽に本格的に取り組んだ時期があった。小学校で楽器を始め，中学からトロンボーンに持ち替え，音大を目指そうと奮闘していた。もちろん能力的な問題もあっただろうが，それ以上に心理的なスランプに陥り，ある時期から思うように音が出なくなってしまった。それが心理学に関心を持ったきっかけでもあった。大学4年を目前にした3年の春に，患者さんと接するようになったが，その頃のテーマは記憶障害であった。しかし大学院生になってから，あるトロンボーン奏者がリハーサル中に脳卒中となり，その方の評価が，神経心理学の立場から音楽と再会するきっかけとなった。その後も音楽を軸に多くの患者さんに出会う機会があり，そのことが学位論文の作成にもつながり，それらの経験が本書の底流ともなっている。

　多くの人々への感謝や支えによって本書はようやく刊行することができた。なによりも本書に登場する患者さんやその家族の方々がいなくては，

研究を進めることも本書を形作ることもできなかったと思う。回復へ向かう方ばかりではないが，その後の人生が少しでも良い人生であってほしいし，私としても少しでも尽力できればと思っている。

　また，学生時代から今に至るまで多くの先生方にお世話になってきた。大学3年の時に受けた，当時東京大学教授であった河内十郎先生の講義が，私が神経心理学の領域を目指すきっかけであるし，河内先生はこの領域に足を踏み入れる機会を作ってくれた恩人でもある。昭和大学の河村満先生は，卒業論文から今日まで臨床の機会を与えて下さり，今でも研究を支え，リードし続けて下さっている先生で，もし河村先生がいなかったら，音楽との再会もなかっただろうし，そもそも神経心理学を続けることはなかったかもしれない。元中央大学教授の天野清先生は，私の大学時代からの恩師であり，研究に対する姿勢や発達障害の視点に対して多くの影響を与えて下さった先生である。

　このほかにも，汐田総合病院の塩田純一先生，都立駒込病院の篠浦伸禎先生のほか，多くの諸先生方から臨床や研究の機会を与えて頂いた。また，日頃研究室の運営や学生の指導に携わってくれている大学院の院生たちにも感謝したい。なお，冒頭にも書いたが，本書は元医学書院の樋口覚さんがいなければ，日の目を見ることはなかったと思う。一日も早く体調が回復することを願っている。そして，中途な状態であるにもかかわらず編集を受け継いで下さり，本書をここまで形にしてくださった医学書院の方々，そして，これまで支えてくれた妻の裕美子と息子の響に感謝したい。

2013年8月

緑川　晶

目次

序 ………………………………………………………………………… iii

はじめに　音楽の役割 ……………………………………………… 1

第 1 章　音楽が失われるということ ………………………… 9
　A．失音楽とは ……………………………………………………… 10
　B．失音楽の症状 …………………………………………………… 12
　C．発達障害と失音楽 ……………………………………………… 15
　D．脳の変性と失音楽 ……………………………………………… 24

第 2 章　脳の中の音楽 …………………………………………… 39
　A．音楽を表現する（歌うこと・奏でること） ………………… 40
　B．音楽を聴く ……………………………………………………… 58
　C．音が話しかける ………………………………………………… 71

第 3 章　脳とリズム ……………………………………………… 81
　A．合わせる（同期） ……………………………………………… 82
　B．リズム …………………………………………………………… 92

第 4 章　脳の中の楽譜 …………………………………………… 105
　A．楽譜の読み書き ………………………………………………… 106
　B．音楽と記号 ……………………………………………………… 116

第 5 章　治療法としての音楽 …………………………………… 119
　A．コミュニケーションを促す音楽療法 ………………………… 120
　B．運動を引き起こす音楽療法 …………………………………… 131
　C．音楽療法──その他の役割 …………………………………… 132

おわりに　人間にとって音楽とは……………………………… 135

引用・参考文献 ………………………………………………… 141

索引 ……………………………………………………………… 153

♪コラム

① 戦争と音楽 ……………………………………………… 21
② 脳トレ …………………………………………………… 22
③ 病跡学と「創造性の学問」……………………………… 31
④ 金管楽器 ………………………………………………… 56
⑤ 旋律 ……………………………………………………… 60
⑥ 拍子 ……………………………………………………… 64
⑦ 基準音 …………………………………………………… 74
⑧ 盲目 ……………………………………………………… 79
⑨ "合わせる"と"そろえる" …………………………… 82
⑩ 歩行のテンポ …………………………………………… 83
⑪ パーキンソン病 ………………………………………… 84
⑫ 日本人と西洋音楽 ……………………………………… 93
⑬ 日本人と和音 …………………………………………… 94
⑭ 楽譜 ……………………………………………………… 107
⑮ 譜面（ふづら）………………………………………… 111
⑯ 写譜家（コピスト）…………………………………… 116

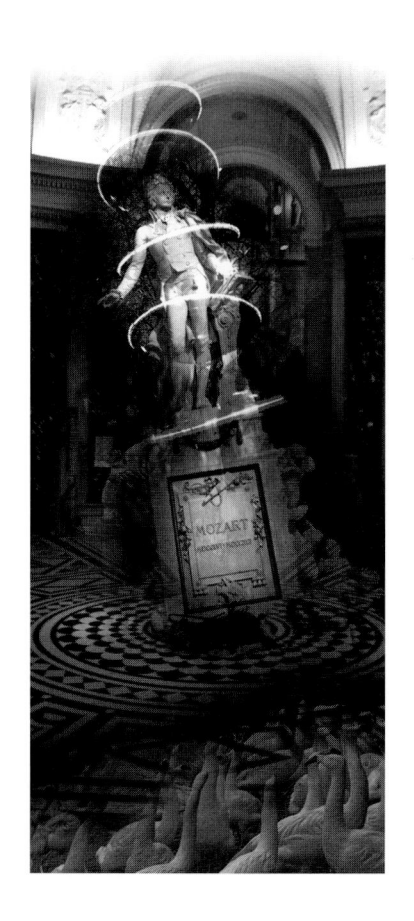

はじめに
音楽の役割

イソップ童話に『アリとキリギリス』という物語がある。「夏のあいだ，アリがせっせと働いて食料の蓄えをし，キリギリスは歌って暮らしていた。しかし，冬になって野原に食べ物がなくなるとキリギリスは食べ物に困り飢えてしまう」という内容である。子ども向けの絵本にはこの点が強調され，ヴァイオリンを持って音楽家の姿をしたキリギリスが働くアリを尻目に「さあ，歌おうぜ。踊ろうぜ」と遊んでいる姿が描かれていたりする。

　寓話集であるイソップの物語には教訓や風刺が込められているが，この物語にはどのような教訓が込められているのであろうか。子ども向けに描かれた絵本では，キリギリスは最後にアリに助けてもらうが，そもそもの物語にはキリギリスが助けられるような記述はなく，飢え死にを連想させるような記述がある。つまり生きるうえで大切なことは勤勉あるいは労働であって，音楽はその対極にある遊びのようなもの，すなわち音楽を奏でることは人を堕落させる余分な活動のように読み取れる。だが果たして人間にとって音楽は余分なことなのだろうか。

　同じようなことは認知科学者のピンカーも言っており，彼は音楽を「聴覚的なチーズケーキ」と表現し，生物として音楽は無用なもので，音楽が人類から失われたとしても，その後のライフスタイルに変化が生じないだろうと述べている (Pinker 1997)。

　翻って現代の日本を見てみると，東京には7つものプロのオーケストラがあり，札幌，仙台，名古屋，大阪，京都，広島，福岡といった大都市には1つ以上のオーケストラが作られ，さらには群馬や山形などの地方の都市でもオーケストラが活動を続けている。それだけ音楽が生活に欠かせないということだろうか。しかし，古くは日本フィルハーモニー交響楽団がスポンサーからの財政支援を打ち切られ存続の瀬戸際に立たされ，最近でも東京都交響楽団や大阪センチュリー交響楽団が自治体からの支援を減らされたり，打ち切られたりした。企業や自治体にとって，決してオーケストラは必要不可欠なものではなく，リストラや経費削減の対象のようだ。もちろんオーケストラが現代の音楽を代表する存在ではないが，少なくと

も人間の音楽活動を象徴化させた存在であるといえる。

　それでは人間にとって音楽とは何なのであろうか。このことを考えるにあたって2つのエピソードを紹介したい。1つは練習船「海王丸」の座礁事故である。2004年10月20日，「海王丸」は練習生を乗せて航海実習中であったが，台風が近づいてきたため富山湾沖に停泊し，錨を降ろして台風が通過するのを待っていた。しかし，猛烈な風に流されて座礁し岸壁に打ち付けられ，しまいには船内にも水が浸水し，洪水のような状態となってしまった。さらに寒さも加わり，停電で真っ暗な状態でもあったことから，死が現実味を帯びて感じられたであろう。しかし，このような過酷な状況のなかでも誰一人脱落者を出さずに練習生たちは生還したのである。このような状況で彼らはどうしていたのであろうか。新聞の記事によれば，練習生たちは，加山雄三の『海 その愛』を歌って励まし合ったり，士官が『海王丸の歌』を歌ってみんなを元気づけていた，とある。

　もう1つのエピソードも海王丸の座礁事故が起きた同じ日に発生した事故からのものである。一面に広がる水面にバスの屋根だけが見え，その上で助けを求める人々の姿が映った写真に見覚えがある方もいるのではないだろうか。京都府舞鶴市の国道が台風による雨で水に浸りバスが立ち往生していると，みるみるうちに水位が上がり，バスの中にまで水が入ってきたため，バスの上に逃げざるを得なくなった。その多くが高齢者（中には87歳の方もいたそうである）であるにもかかわらず，互いに協力し合ってバスの屋根の上に登ったが，水の勢いは衰えることなく，しまいにはバスをすっぽりと覆い尽くし，一時はへそのあたりまで濁った水が上がってきたそうである。このような状況で一晩を過ごし，救出されたのは翌朝になってからであった。しかし，ここでも1人の犠牲者も出すことなく，全員が無事に救助されたのである。暗闇のなかで，バスの丈よりも水量があり，一歩間違えば濁流に流されてしまったであろう。へそのあたりまで濁った水が上がってきたときはさすがに「もうあかん」と思ったと乗客の証言として記事には書かれていた。このような状況で1人の犠牲者も出すことなく，死と直面した状況を人々はどのように生き抜いてきたのであろ

うか。新聞記事を見ると，そこには海王丸の練習生たちと同じような記述が目にとまる。乗客たちは坂本九の『上を向いて歩こう』などを歌い，互いに励まし合ったそうである。

　偶然にも同じ日に，死に直面した人たちが"歌いながら"極限状態を乗り切ったわけである。イソップの話を引き合いに出すまでもなく，現代の生活のなかでも音楽の楽しみや癒しとしての機能に目を向けられがちであるが，このような極限状態に人が立たされたとき，また集団がそのような状況にさらされたときこそ，音楽の本質の1つが垣間みられるのではないか。

　同じようなエピソードは日本だけではない。2010年，南米チリの鉱山で落盤事故があり，33名の鉱山労働者が長期間にわたって坑道に閉じ込められたが，1人の犠牲者も出さずに奇跡的に全員が救出された。救出されるまでの極限状態のなか，外国からの出稼ぎの人々がいたために言葉が通じないながらもエルビス・プレスリーの歌が合唱されていたと報道されている。危機的な状況で音楽が果たす役割は世界共通なのだろう。

　紹介したエピソードと比較するとスケールが小さいが，このような話から，筆者の小学校時代の修学旅行の胆試しを思い出す。そのときの胆試しは，数名のグループで暗闇のなかを目的の場所に行くという単純なものであったが，怖さを紛らわすために，いつの間にか友達と声を張り上げるように歌いながら目的の場所へ歩いて行った記憶が蘇る。先の事例のような死と直面した状況とは比較にならないが，子どもとしてはやはり恐怖だった。このような状況で自然と歌が現れ，それが仲間のあいだで共有されたのである。

　このように，音楽には共有という機能があると思う。ただし，われわれの生活のなかでそれが感じられるのは特殊な状況に限られてきた。しかし，より原初的形態に近い社会ではごく日常的に行われているらしい。民族音楽学者の小泉文夫は，最も単純な音楽を歌っていると考えられているスリランカの少数民族ヴェッダ族に会ったときの次のような経験を記している（小泉 2003）。

一番重要な質問がありました。それは,「あなたたちは一緒に歌を歌いますか」ということです。そしたら,一緒に歌うと言うんです。「どういうときに歌うんですか」。たとえばイノシシなど山の動物を獲ったときには１人ではもちろん食べられませんから仲間を集めて,みんなで食べる。食べる前に,みんなが集まると一緒に歌を歌い,それから食べ終わったあと,満腹になって,今度はみんなで歌いながら踊って騒ぐというんです。

「ここに動物がいると想像して,一緒に歌ってくれますか」と言ったら,歌ってもいいと言うんです。それで歌ってもらいました。

10人ぐらいで歌っているように聞こえますが,３人なんです。つまり全然別な歌を同時に歌っているんです。どの歌も高い音と低い音しかないですから,ラーラーラ,ラーラーラ,ラーリーリーリーラーラーと,そういう歌なので,よく似ていますが,タイミングは合わないし,高さは違う。ただとても一所懸命歌うんですね。相手の顔をときどき見たりして,向こうが一所懸命歌っているから,私も一所懸命歌わなきゃ。こっちの人も見ながら,まだ向こうがやっているから,こちらも頑張らなくちゃというんで一所懸命歌っています。これが一緒に歌うことの意味なんですね。

私は,「そうなんだよ,彼らは一緒に歌っているんだ,それでいいんだ」と思いましたね。人間が一緒に歌うということは,拍子をそろえるとか,音程をそろえるということは全然必要ないんですね。非常に一所懸命歌いますから,僕はとても感動しました。

このようにごく日常的な形で,みんなが音楽に加わり,そのあいだで音楽が共有されている。認知科学者であり,ミュージシャンでもあるベンゾン (Benzon 2001) も,「音楽は,共同の営みを通して個人の脳を互いに結びつける媒体となるもの」と,音楽の共有の役割について言及し,認知心理学者のレヴィティンは,音楽を「人々をつなぐもの (socail-bonding basis)」とより直接的に表現している (Levitin 2007)。そしてこのような

音楽の結びつける働きは，人を超えて神や神秘的な存在ともつながりをもつとも考えられている。精神科医のストー（Storr 1992）は，著書『音楽する精神―人はなぜ音楽を聴くのか？』の中で，ハーバードで1939〜40年になされたチャールズ・エリオット・ノートン記念講義を引き合いに出して，「音楽の深遠な意味と本質的な目的は…交わりの状態，つまり仲間や至高の存在との結びつきを促進することにある」と述べている。

このような目に見えない存在とまで結びつきの感覚をもたらすことは時に恐れや忌避の源ともなるようだ。岡田（2009）のように，音楽体験を「文明化された世の中に最後まで残った，古代の呪術の名残りかもしれない」と，言語化されないそのような感覚を否定し，音楽についての「語り」を重視するような立場もある。

音楽の共有を重視する一方で，共有とはまったく別な形でわれわれの生活と音楽との関わりがあるのも事実である。一部の人々は幼少の頃からコンクールやオーディションを目指して日々練習し，そのようななかで成功を勝ち取った人のみが，聴衆やメディアの前で音楽を奏でることが許される。しかし，そのような立場にあるのはごく一握りの人々であって，それ以外の多くの人々はチケットを買って会場に足を運び，CDを購入してヘッドフォンから音楽を聴くといった，より受動的な形で音楽と関わりをもっている。確かに，ピアニストやヴァイオリニストが奏でる超絶的な演奏は目を見張るものがあるが，それは憧れる対象や語る対象ではあっても，そこに能動的な形で加わることはとうてい無理な話である。

このような芸術音楽のほかに，民族音楽や大衆音楽の世界もある。ただし，両者は異なった発展を遂げたわけではなく，民族音楽や大衆音楽が芸術音楽を刺激し，発展を促してきたという歴史がある（小泉1977）。すなわち歴史には残らないが，芸術音楽として残った音楽の多くは民族音楽や大衆音楽のような大衆の音楽のなかから生まれてきたといっても過言ではない。したがってこれから「音楽の神経心理学」を考えるには，芸術音楽だけではなく，宗教や祭り，時には政治にも利用される民族や大衆の音楽をも念頭に置かなくてはならないと思う。

岡田(2009)は，宗教音楽や祭りの音楽などを「実用音楽」としてくくり，それと対比させるなかで芸術音楽の特異性について「単に『聴く』喜びを提供するだけではなく，それについて『考え』『語り』『知る』楽しみの次元というものを，つまり『趣味や知恵を深めること』を当初より前提として創られている点にこそある」と述べている。

　すなわち，芸術音楽には「聴く」や「する」という行為だけではなく，音楽について「考え」，音楽について「語り」，そして音楽について「知る」といった，知的な行為も不可欠であると岡田は考えている。ただし現代社会において，「する」は作曲家や演奏家が行い，「語る」は批評家が行うというように，分業化が進んだために，芸術音楽を愛好する大衆の多くは聴衆として「聴く」ことに特化してしまった(岡田 2009)[1]。このことを誤解しているためであろうか，多くの人は音楽は受容するものであり，大衆はそれを享受する立場にしかないと理解されているようである。しかし先にも述べたように，このような関係性は一部であり，多くは参加することが前提となっている。CDの売り上げが減る一方で(図1a)，コンサートに足を運ぶ人の数は増え続け，売上高も更新し続けている(図1b)。しかも興行数のほとんどは，聴衆の参加を前提とするようなロックやポップスであり，受容が求められる芸術音楽を代表するクラシックは全体の1%程度である(図1c)。したがって，「聴く」ことに特化しているように見える芸術音楽は人間にとっての音楽の代表であるようであって，実際にはエッセンスにすぎない。

　このような「芸術の域にまで高められたもの」を知るだけでは，物事の本質を知るにあたっては十分ではないのかもしれない。書道を研究対象とするだけでは「書くこと」の本質を知ることは難しいだろうし，酒飲みの本質があったとして，それを知るためにワイン・ソムリエを研究対象とするだけでは不十分であるように，音楽が芸術になるにあたっては，人の営みとしての膨大な裾野があることを忘れてはならない。

---

[1] ただし，戦時中にはより多くの人々が音楽に参加していたようである。詳しくはコラム①「戦争と音楽」(→ p.21)に記述した。

8　はじめに　音楽の役割

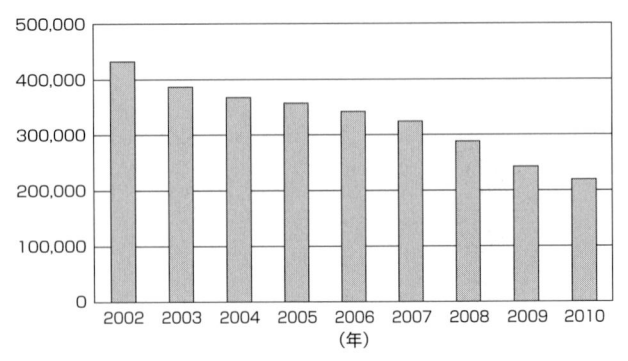

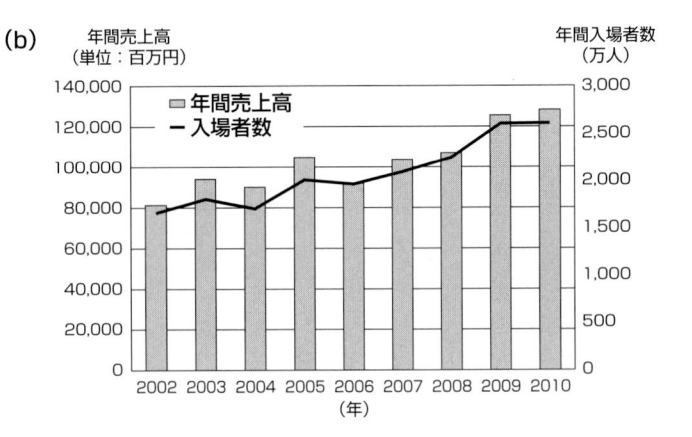

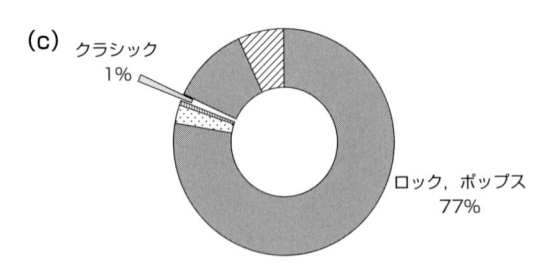

(a)　(単位：百万円)

(b)　年間売上高(単位：百万円)／年間入場者数(万人)

(c)　クラシック 1%／ロック,ポップス 77%

図1　CDの売り上げ枚数(a),コンサートの興業数(b),ロック,ポップス,クラシック音楽の興業数(c)

第1章
音楽が失われるということ

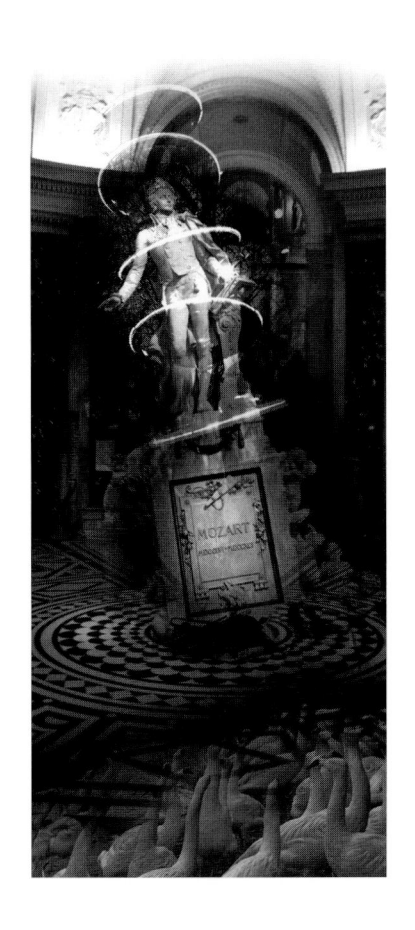

A. 失音楽とは

　ローレンツやフリッシュとともに 1973 年にノーベル医学・生理学賞を受賞した生物学者のティンバーゲンは，動物の行動を理解するためには，4 つのなぜに答える必要があると述べ，それぞれ「至近要因」，「究極要因」，「発達要因」，「系統進化要因」と名づけられている。たとえば「シジュウカラは春になるとなぜ『ツピーツピー』と鳴くのだろうか」という問いかけを例に，動物行動学者の長谷川眞理子 (2002) は，次の 4 つの答えを挙げている。

① 至近要因：シジュウカラの脳内にどのような構造があり，季節の変化を感知させるメカニズムはどのようなものであり，それらがどんなホルモンによって歌生成を促すようになるか
② 究極要因：シジュウカラの歌は縄張りの維持と配偶相手の雌の獲得のために機能しており，歌うほうが歌わないよりも繁殖成功率が上がったので，鳴く行動が進化した
③ 発達要因：シジュウカラのヒナには，もともと，歌の原型を生成するプロセスが遺伝的に組み込まれているのだけれど，それが，他のシジュウカラの歌声を聞くことによって，どのようにおとなのパターンになっていくのか
④ 系統進化要因：あまり美しくさえずらなかった，シジュウカラの祖先の鳥から，どのようにしてあのさえずりができたのか，という歴史的な道筋

　音楽に関してもわれわれヒトの生物としての営みである以上，これらの観点からも説明される必要があるだろう。至近要因であれば，ヒトがどのような脳内の構造やホルモンのメカニズムで音楽を歌ったり聴いたりするのか，究極要因であれば，音楽にはどのような目的や機能が存在するの

か。発達要因では，個体発達のなかで音楽能力がどのように獲得されるのか，そして系統進化要因では，人類の進化のなかで音楽がどのように進化を遂げたのかそれぞれ説明する必要がある。

　本章では，まずは音楽が表現されるメカニズムから見てみようと思う。言語の神経学的な研究がブローカの損傷例（失語症）を対象とした研究をきっかけとしたように，ここでも脳損傷例（失音楽症）を通じて，音楽の神経メカニズムについて考えてみたい。

　神経心理学や神経科学の源は，150年近く前にフランスの外科医でもあり，人類学者でもあったブローカ(Broca, P.)が失語症(aphasia)について行った報告にまで遡ることができるが，その当時から人々は言語能力だけではなく，音楽能力にも関心を抱いていたようである。ベントン(Benton, A. L.)の記述によると，ブローカが1865年に失語症例を報告した翌年の1866年にはプルースト(Proust, A.)が失語症とともに音楽能力が障害された症例を報告している(Benton 1977)。1890年になると失音楽(amusia)という用語がクノブラッフ(Knoblauch, A.)によって用いられ(Knoblauch 1890)，また，1898年にはマン(Mann, L.)が初めて失音楽の純粋例，すなわち失語症を伴わずに音楽能力（歌唱や口笛を吹くこと）のみが障害された右前頭葉損傷例を報告している。さらに20世紀に入ると，ヘンシェン(Henschen, S. E.)(1920年)，フォイヒトワンガー(Feuchtwanger, E.)(1930年)，ウスヴェット(Ustvedt, H. J.)(1937年)によって失音楽に関するモノグラフも発刊されている(Benton 1977)。

　このように音楽と脳に関する研究は，長いあいだ損傷例を中心に検討がなされてきたことがわかる。また失音楽という用語もそのような後天的な音楽能力による音楽機能の障害を指す用語として使われてきたが，"先天性失音楽"（p. 16で詳述）という言葉があるように，近年では明らかな脳の損傷を認めないような事例にも失音楽という言葉が当てはめられている。なお，読み書きの純粋例に関しては，失読[2]や失書と呼ばれ，失語には含まれていないことが多いが，後述するように失音楽の下位分類として，楽譜の失読や楽譜の失書も含まれるように，失音楽は音楽の周辺的な

活動の障害も含む広い概念である。

B. 失音楽の症状

　失音楽は多様な症状を含んだ概念であるため，いくつかの整理が試みられているが，一般には失語の分類にならって運動性と感覚性の2つに分類されることが多い(**表1, 2**)。ベントンやヴェルトハイム(Wertheim, N.)の分類でも(Wertheim 1969 ; Benton 1977)運動性の障害と受容性の障害に分類され，運動性の障害としては，口頭表出性(歌唱性)失音楽，楽器の失音楽(楽器の失行)，楽譜の失書があり，受容性の障害としては，受容性失音楽，健忘性失音楽，楽譜の失読が含まれる。また，このほかにリズム感覚の障害と絶対音感[3]の障害が加わる。

　口頭表出性の失音楽とは，歌ったり，口笛を吹いたり，ハミングができない状態である。それまで歌えた人がいわゆる音痴になったと考えればわかりやすいかもしれない。脳の損傷によって比較的表面化しやすい音楽能力の障害である。楽器の演奏や楽譜の読み書きができるようになるためには一定の教育を必要とするため，脳の損傷によって影響を受ける人の数は限られているが，歌はそのような教育を必要としない日常的な行為でもあるため，脳の損傷によって影響を受ける人の数が相対的に多いのも障害が表面化しやすい理由の1つであろう。子どもが生まれれば，寝かしつけるときなどに自然と歌いかけるだろうし，好きな音楽が流れれば，おのずと口ずさんだりするだろう。大衆の面前で歌うような機会はごく限られた人たちの行為であろうが，少数の人々とのあいだで歌うことはごく普通の営みである。口頭表出性の失音楽は受容面の障害を伴わず，純粋に表出性の

---

[2] 失読(alexia)：類似の概念に読字障害(dyslexia)があるが，「後天性の読み障害に対して失読，先天性の読み障害に対して読字障害という用語を当てる」ことが示されている(神経心理学事典より)。

[3] 絶対音感：ある音が単独に与えられたとき，それを他の音に音程的に関係づけずに，それ自身として聴いて，しかもその音の音名を正しく名指すこと(新音楽辞典より)。

表1　ヘンシェンによる失音楽の分類(Benton 1977)

運動性の障害
・(語を伴う/伴わない)歌う能力の喪失
・音符を書く能力の喪失
・楽器を演奏する能力の喪失

感覚性の障害
・"音聾"よく知っている音楽の認知ができない状態を含む
・楽譜を読む能力の喪失

表2　クライストによる失音楽の分類(Benton 1977)

運動性の障害
・歌や口笛で単一の音を作り出せない(Tonstummheit)
・旋律を作り出せない(Melodienstummheit ; Motorishe Amelodie)

感覚性の障害
・単一の音を区別できない(Tontaubheit ; Perzeptive Sonsorische Amusie)
・旋律を区別できない(Melodientaubheit)
・特定の旋律を同定できない(Musiksinntaubheit)

障害として生じることもあるが，感覚性の障害に付随して生じることもある。

　誰もが歌えるのに対して楽器の演奏や楽譜の読み書きができる人は非常に限られている。とはいえ，これらの能力にも古くから関心がもたれてきた。たとえば，音楽能力の障害として最も初期に報告された1866年のプルーストの症例も，楽譜を読むことができなかったが，書くことが可能で，音楽を聴いて理解することも，歌うことも可能であったと記載されている(Benton 1977)。楽器の失音楽は楽器の失行とも表現されるように楽器操作の障害であり，楽譜の失書は音符の書き取りの障害である。それぞれ複数の要因が関与している。

　受容性失音楽は曲の違いが区別できない病態であるが，旋律の区別ができない状態だけではなく，音色の認知の障害や音楽経験の質的な変化なども含まれている。健忘性失音楽は，知っている曲を聴いてもそれと認識で

きない病態である。不思議なことに曲名を聴いても歌うことができないが，実際の曲を聴くとそれに合わせて歌うことができるという特徴がある（Benton 1977）。次に自験例を示す。

> T氏は，右の側頭葉の脳腫瘍によって，既知の曲を認識できなくなった57歳の女性である。右の病変であったが言語理解も悪く，「どんなもので字を書きますか」や「馬は犬よりも大きいですか」などの質問をしても，言われたことの意味がわからない様子であった。また，言おうとする単語が出てこないため（このような症状を喚語困難という），自分の言いたいこともうまく表現することが困難であった。また，童謡の『赤とんぼ』を歌わせると歌うことが可能であったが，『こいのぼり』，『めだかの学校』，『ずいずいずっころばし』などを聴かせただけでは，曲名がわからないだけではなく「馴染みがない」と言って既知感も示すことがなかった。
>
> 音楽だけではなく言語理解も悪かったことから，T氏の言語野が左半球だけに偏っていたのではなく，右半球にも存在する可能性が疑われたが実際，脳腫瘍を摘出すると，言語理解が向上しただけではなく，音楽認知も改善し，『こいのぼり』や『めだかの学校』などを聴かせるとにすぐに曲の既知感を示し，曲名を言い当てることも可能であった。

なぜ脳腫瘍を摘出したあとに，症状が改善するのか不思議に思うかもしれない。これは脳腫瘍が腫瘍の周りの脳組織を圧迫し，それらの機能を低下させていたことも理由の1つである。腫瘍が取り除かれることによって，圧迫が改善され，低下していた脳の機能が回復するのである。

術前・術後の様子から，T氏は右半球に音楽と言語の双方の能力が備わっていることが示唆されたが，このことは健忘性失音楽の報告例が少ないこととも関連があるのかもしれない。すなわち，通常，一側病変では音楽や言語の機能は一方しか障害されないはずであるが，なんらかの理由に

より一側病変で言語機能と音楽機能の双方が障害された結果,健忘性失音楽が生じるのかもしれない。

　楽譜の失読は,楽譜を読むことができた人が発症後に読むことができない病態であるが,やはり音楽の専門的な教育を受けた人に限られた疾患である。リズム感覚の障害は,リズムを聴いてその違いを区別したり,再現する能力の障害と定義されるが(Benton 1977),聴覚だけでなく視覚によるリズムを呈示した場合にも障害されることから(Mavlov 1980),感覚の種類に依存しないリズム能力の障害が想定される。絶対音感の障害は,発症前から絶対音感をもっている人に限られることから,やはりその報告数は少ない。

　このように失音楽は多岐にわたるが,概念の整理や新たな症例の蓄積によりさらなる細分化がなされている。たとえば,和音の聴き取りに障害を示す症例(Satoh, Takeda et al. 2005)や,楽譜の読みのなかでも音符の長さ(リズム)の読みに特異的な障害を示す症例(Midorikawa, Kawamura et al. 2003)などである。

　これらの障害は後天的な脳の損傷によって生じたものであり,これまでもそのように定義され(Wertheim 1969),先天的な障害が含まれてこなかったが(Henson 1985),音痴といわれるような,脳に明らかな障害がなく生まれつきの問題とみなされる状態について,先天性失音楽(congenital amusia)(Ayotte, Peretz et al. 2002)という用語が用いられるようになったことからも,単に定義が多様化しただけではなく,失音楽の概念そのものも変容してきたといえよう。

C. 発達障害と失音楽

　どのような地域や民族でも,たとえ特殊な教育を受けなくとも言語的な環境のなかで育つだけでほとんどの子どもが語彙と文法を正しく修得できるといわれているが(Pinker 1994),音楽ではどうだろうか。
　ブラッキング(Blacking, J.)は,「音楽を作ったり演奏したりするうえで

欠くことのできない生理的，認知的な諸過程は，遺伝的に受け継がれて，そのために，ほとんどすべての人間に現れるのかもしれない」と推測し(Blacking 1976)，「最初の人類は，現在知られているようにホモサピエンス・サピエンスが会話能力を身につけて現れる数十万年前に，歌い踊ることができた」と考えている(Blacking 1987)。本当に，言語だけではなく音楽も人類に共通した"先天的な"能力なのだろうか。

　実際，自分の歌に自信がなく，自分が音痴だと思い込んでいる人も少なくないのではなかろうか。そのように多くの人々が音楽に対する自信をなくしている理由として，民族音楽学者の小泉文夫は，「日本人に音痴はほとんどいない。『自分は音痴だ』と思い込ませているのは何かというと，学校音楽教育である」と，学校音楽教育の影響を指摘し(小泉 1980)，実際は，ほとんどの人々が歌えると述べている。確かに，日本のカラオケ人口が4,000万人以上いることからわかるように(日本生産性本部 2009)，多くの人々は音楽を聴くだけではなく，歌うことでも楽しんでいることが明らかである。そして，ほとんどの人々は子どもの時分から特別な教育を受けることなく，歌えるようになっている。

　音楽の生得性を示唆するもう1つの根拠として先天性失音楽が挙げられる。これまで音聾[4](tone deafness)(いわゆる音痴)と呼ばれ，歌が下手な人や音感がない人として認識されてきたが，このような用語があること自体が音聾の人が特異的な人であるということを暗に示しているのかもしれない。イギリスでの大規模調査では，4.2〜5%の頻度で音聾が出現することが報告されている(Fry 1948 ; Kalmus and Fry 1980)。また，文化を超

---

[4] 音聾(tone-deafness)：英語では音程に対する聾や難聴を意味し，フランス語でもsurdité musicale と音楽の聾や難聴を意味する。日本では音痴と表現されることのほうが多いが，「〔音痴〕狭義には音の高さの弁別力の貧弱なものをいう。通俗的には歌唱に際して音程のきわだったくずれを出すものをいっている。また広く音楽的聴覚的因子の貧困に対して意味する社会的習わしもある」(新音楽辞典)というように，音に対する感度の問題だけではなく，それ以外の意味も含まれ，さらに「痴」には「おろかなこと，おろかなもの」という意味も含まれていることから，ここでは音聾という言葉を用いたい。

えて音聾が存在し，音楽教育とも関係なく存在することからも，歌が下手・音感がない人々は比較的特異な存在なのであろう。

　音聾(音痴)というと音の高さ(ピッチ)に対する感度の低下をイメージするかもしれないが，リズム音痴という表現があるように，リズムの感覚の善し悪しに対しても音痴という言葉が使われる。たとえば，アルゼンチン出身の革命家として有名なゲバラは，リズム音痴であることが知られている(Sacks 2007)。

　本邦において2005年4月に「発達障害者支援法」が施行され，学習障害(learning disability; LD)という用語が教育現場でも一般的になってきた。知的能力には問題がなく選択的に読み書きの学習が困難な病態であるが，その基盤として脳機能の障害が前提とされている。たとえば読字障害に関しては，その背景として視知覚に問題があったり，言葉の連なりのなかから特定の音を抽出することに問題があったりすることが知られていたが，近年では角回を中心とする頭頂葉の皮質の形成不全(Hoeft, Meyler et al. 2007)や，小脳の機能不全(Nicolson, Fawcett et al. 2001)が知られている。

　これまで学習障害の多くは，読み書き計算を中心とした観点から検討がなされてきたが，音聾などに代表される先天性失音楽も学習障害の1つと考えたのが，カナダのペレツ(Perez, I.)らのグループである(Ayotte, Peretz et al. 2002)。エイヨット(Ayotte, J.)らは，学歴が高く，子ども時代に音楽のレッスンを受けた経験があるにもかかわらず，幼少期から音楽に問題を抱え，かつ神経・精神疾患はみられない人々をラジオや新聞などを通じて募集し，6種類の音楽能力の検査(音階，旋律の音高やその輪郭，リズムや拍子の知覚課題とそれらの記憶を問う課題から構成されている)と各種の認知課題を実施した。その結果，先天性失音楽と思われる人々は，各種の音楽能力検査において総じて低い値を示していた(表3)。知的機能や記憶機能は平均か平均以上の値を示していたことからも，この人々が音楽能力に限った低下を示していることが明らかである。そのなかに含まれる以下の課題は，先天性失音楽の人々の特徴をよく表している。

表3 発達性失音楽症例のプロフィール (Ayotte, Peretz et al. 2002)

	A1	A2	A3	A4	A5	A6	A7	A8	A9	A10	A11	Controls(SD) Matched	Controls(SD) Unselected
Gender	F	M	M	F	F	F	F	F	F	F	F	16F 4M	42F 19M
Language	Fr	Fr	Fr	Fr	Fr	E	Fr	Fr	Fr	Fr	Fr	16Fr 4A	57Fr 4A
Age(years)	41	62	57	51	71	69	58	59	53	49	57	60.2(12.8)	45.3(17.6)
Education	19	16	19	15	17	19	15	16	19	19	17	16.5(2.2)	13.8(3.7)
Handedness	A	R	R	R	R	R	R	R	R	R	R	R	59R 1L 1A
I.Q.	111	116	107	100	104	112	117	108	128	110	120	—	—
M.Q.	113	135	112	114	127	130	134	114	137	114	130	—	—
Audiometry(1)													
Low frequency (250〜500 Hz)	n	15〜35	n	n	n	n	n	n	n	n	n	—	—
Middle frequency (1000〜2000 Hz)	n	35〜50	n	n	n	n	n	n	n	n	15〜55	—	—
High frequency (4000〜8000 Hz)	n	50〜70	n	n	n	n	60〜70	n	70〜80	n	25〜65	—	—
Musical battery													
Scale	76.7	60*	50*	50*	56.7*	46.7*	63.3*	53.3*	56.7*	53.3*	46.7*	90(7.8)	91.7(6.8)
Contour	50*	43.3*	50*	70	53.3*	46.7*	80	56.7*	66.7*	53.3*	66.7*	91.5(6.4)	90.2(7.0)
Interval	56.7*	56.7*	50*	50*	50*	53.3*	60*	53.3*	73.3	53.3*	73.3	88.7(7.2)	89.3(7.9)
Rhythm	53.3*	73.3	50*	53.3*	53.3*	76.7	76.7	63.3*	96.7	63.3*	93.3	91.7(8.2)	91.5(6.8)
Metric	63.3	66.7	56.7	53.3	60	76.7	60	70	73.3	73.3	70	83.5(10.3)	81.6(9.9)
Memory	66.7*	53.3*	50*	46.7*	40*	53.3*	73.3	50*	73.3	66.7*	80	92.8(6.3)	89.5(7.2)

F=female, M=male, Fr=French, E=English, A=North American, (1)=a loss expressed in dB HL for the left and right ear.
n=normal, SD=stand deviation. *Scores<3 SDs from the mean of the unselected control group.

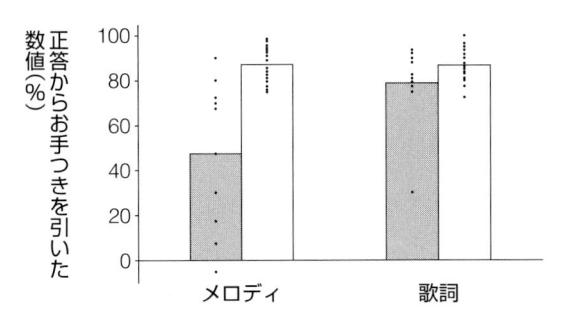

図2 発達性失音楽群（灰色）と健常対照群（白）のメロディと歌詞の判断成績（Ayotte, Peretz et al. 2002）

英語で「彼はフランス語を話します（"He speaks French"）」という文を疑問文にするためには，"Does he speak French?" と語順を入れ替え文頭に "Does" をもってきて文末の語尾を上げることは中学校で習ったことがあるだろうが，より日常的には "He speaks French?" と，語順を入れ替えずに語尾を上げるだけで疑問文として使うことが多い。このような表現を音符で表現すれば，音の長さが変わらずに最後の音の高さのみが変わっている状態といえる。このような疑問文と平叙文の2種類のフレーズの異同の判断を求めると，図2左のように平叙文でも疑問文でも先天性失音楽の人たちは判断することが可能だが，抑揚（すなわち音の上がり下がり）は保ったままで単語を取り去り，音楽の旋律のように聴かせると，途端に弁別が困難となる（図2右）。すなわち言語的な認知処理と音楽的な認知処理が解離するとともに，知的機能や言語機能などとは独立した形で音楽的な処理の障害が生じるということである。また，このような結果から，音聾（先天性の失音楽）は音の高低の認知に特化した発達障害ではないかとエイヨットらは考えた（Ayotte, Peretz et al. 2002）。ただし，対象となった人はリズムに合わせるという行為も障害されていたことから，先天性失音楽の人々は音楽活動全般に低下があるのかもしれない。

エイヨットらの研究に代表されるように，欧米では音聾は先天的な障害として認識されてきたが，特殊な方法（メソッド）で音聾は改善するという

報告が本邦からなされている．このメソッドは表声（地声）と裏声（ファルセット）をそれぞれ別々にトレーニングすることから始め，段階的に双方を近づけて，最終的にそれらを融合させる訓練を行うことで音聾を改善させるというものである．600例を対象にトレーニングを行い，1時間ほどのあいだに3例を除き，すべてを歌唱させること（音階と分散和音と簡単な歌を1曲，音程とリズムを正しく歌わせる）に成功し，残りの3例も大幅な改善がみられたそうである（弓場2002）．エイヨットらが対象とした先天性失音楽例は音の弁別の困難に焦点が当てられ，一方で弓場は，聴覚的な問題がない状態でも音痴と表現していることからも両者が共通した状態なのか疑問が残るが，少なくとも弓場は歌唱困難の学習可能性を示しているといえる．

　以上のように音聾は欧米では治療や教育の対象とはみなされず，一方で本邦では教育の対象とみなされてきた．絶対音感に関しても状況は似通っており，欧米では絶対音感の学習可能性に否定的な傾向があったのに対して，本邦では"聴覚訓練"（笈田1937）という形で古くから学習可能性が示されてきた．ただし戦前の聴覚訓練には以下のように別な目的があった（坂本1942）．

　　軍隊に於てはここ十数年の間に兵器が非常に発達し変化して来て，従来余り頻繁に使用されなかった飛行機，潜水艦の如き兵器が，最も活躍する時代となり，それらの兵器が戦闘上重要な位置を占めるやうになったので，これらに対する兵器の訓練方法も，従来と異なった要素が必要となってきた．すなわち鋭敏な聴覚の訓練及鍛錬といふことである．これがあれば敵の飛行機や潜水艦の情勢が識別出来，又機械の故障なども未然に防ぐことができるのといふのである．（中略）そのために軍隊に於ても鋭敏になる聴覚の訓練は必要欠く可からざる1つの要素と考へられるに至り，又国民一般に於ても聴覚の機能を鋭敏にし，確実に働く機能としてのその機能を充分に発揮せねばならぬといふことが考へられてきた．

このように戦時中は，絶対音感の訓練に飛行機や潜水艦を探知するといった軍事利用・政治利用がなされていたのである。ここまで極端にならなくとも，能力の向上に関して日本は楽観主義的な土壌があり，昨今のいわゆる脳トレのブームにもつながっているのかもしれない。一方で，音の弁別だけではなく曲の認識も困難な症例も報告されていることからも（Geshwind 1984），先天性失音楽には程度の差や下位分類が存在するのかもしれない。

𝄞 コラム① 戦争と音楽

大政翼賛会の宣伝部が太平洋戦争の開戦の日に，町中に「進め一億火の玉だ」を拡声器でまき散らしていたように，為政者は音楽を戦争の道具として扱ってきたが，市中の人々はそれとは別に，戦時下だからこそ純粋な形で音楽を求めていた。

堀内（1977）によると，1937（昭和12）年に始まった日中戦争を境にして工場の数が著しく増加し，それとともに職場の音楽団（吹奏楽や合唱，ハーモニカ合奏）の新設も著しく，吹奏楽団だけで4,000楽団あり，大工場には1つ以上の音楽団があったそうだ。太平洋戦争が開戦した1941（昭和16）年以降も職場の音楽活動は活発に行われ，勤労者音楽大会も開催されていた。戦時だから軍国主義的な音楽ばかりかというとそうではなく，主として芸術音楽が奏せられ，娯楽の少ない勤労者にとっては大きな潤いであった。労働者たちの芸術音楽に対する関心は高く，戦時中に行われた日響（N響の前身）の演奏会に来た客の半分以上が工場労働者の服装であったそうだ。

太平洋戦争末期の1944（昭和19）年11月には「音楽挺身隊」と呼ばれる歌手と楽員合わせて7,8人からなる組織が工場や街頭で，恐怖と絶望に包まれるなかで，民衆に対して神経を休めるような美しい音楽を奏し，演奏会もない時代に，このような街頭演奏は最も感謝されたそうである。

> ### 🎼 コラム② 脳トレ
>
> 　2006年の流行語大賞のトップテンとなったことからも,「脳トレ」という言葉が市民権を得たことは確実である。もともとは脳をトレーニングするという意味であるが,本当に脳はトレーニングされるのであろうか。もちろん,脳卒中のあとのリハビリテーションなどは,広い意味での脳トレであろうが,脳トレを普及させた東北大学の川島隆太らが提唱するのは,音読や計算で認知症が改善されるというものであった。老人保健施設などで,認知症の老人たちに音読・計算の訓練を行うと,老人たちの状態が改善されたそうである。一見すると音読・計算などのような課題をこなすことが認知症の改善に有効であるように映るが,論文をよく読んでみると,「スタッフたちの関わりが影響した可能性もある」とも書かれている。マスコミにとっても音読・計算で認知症が改善されるとなれば世間受けするから,そのことを強調するし,一般の人々は論文を見ることはまずないであろうから,音読・計算＝認知症の改善＝脳の機能向上というような,短絡的なイメージができあがってしまったようである。
>
> 　絶対音感についての欧米と日本での捉え方の違いでも述べたように,脳がトレーニングされるという思想の背景には,文化的な差異が関与しているのかもしれない。

　再び学習障害に話を戻すが,本邦では宇野(2005)や天野(2006)が,カナダではArrowsmith Schoolなどで,独自に開発した教育手法によって読字障害の治療可能性を示し,自閉症も早期教育によって改善することが報告されている(Lovaas 1987 ; Naoi, Tsuchiya et al. 2008)。ただし障害をもったすべての子どもたちが改善するのではなく,たとえば自閉症であれば,その子がもつ模倣能力に予後が依存することが明らかであるように(Sallows and Graupner 2005),改善には一定の要件がある。これまでも教育現場などでも学習障害などの発達の障害は治らないのが共通認識であったが,適切な教育手法があれば,脳の障害のハンディキャップは存在しても,脳がもつ可塑性がこれらを上回るのだろう。

　学習障害には,いわゆるディスレクシアと呼ばれる読字障害のほかに算

数障害や書字表出障害などさまざまな分類があるように，音楽に関する学習障害にもバリエーションがある。そのようなバリエーションの1つが楽譜の読みに選択的な学習障害（developmental musical dyslexia）である（Gordon 2000）。ゴードンの症例は12歳の少女で，4歳からピアノを始め，演奏面では順調に伸びていったが楽譜の読みに選択的な困難を抱えていた。習い始めてから8年が経過した時点でも楽譜を読むことができず，音符を見ても意味のない点の固まりとしか認識できなかったため，曲を覚えるためには聴いて覚えたり鍵盤の位置を覚えることで対応したそうだ。文字の読み書きも得意ではなかったが楽譜の読みの問題ほどは重篤ではなかったことからも，全般的な視覚情報の処理の問題というよりは楽譜の読みに特化した認知機能が選択的に障害されていたと考えられている。

　先天性失音楽とは対照的に，知的機能などの低下に比べ音楽能力に長けた発達障害がウィリアムズ症候群（Williams syndrome）である。染色体異常に起因し，心臓血管異常や精神遅滞，妖精様の相貌などを特徴とする発達障害である。知的機能が全般的に低下しているなかで，言語能力や社会的な能力，音楽能力が高く，定型発達の子どもと比べても音楽に対する嗜好性や感情面での反応も強いことで知られている（Don, Schellenberg et al. 1999）。ウィリアムズ症候群の人々の音楽能力の高さは特徴的で，プロの歌手として活動している人もいるほどである（Lenhoff 2006）。それにもかかわらず不思議なことに，弁別課題などの音楽能力テストを実施すると，決して高い成績を収めるわけではない（Levitin 1998）。すなわち実際に音楽を運用する能力と，それらを認知的に処理する能力が解離するということである。また人間にとって言語能力と音楽能力が別々に進化した能力であると考えることもできなくはないが，ウィリアムズ症候群の人々の卓越した言語能力と音楽能力を見てみると，これらの能力が進化的に共通の背景を担っていると思えなくもない。また彼らの高い社会性は音楽能力と社会的な能力が共通の背景をもっていることを示唆しているのかもしれない。この点に関しては，サックス（Sacks 2007）も同様のことを述べている。

レヴィティン(Levitin 2007)はまた，自閉症とウィリアムズ症候群の人々は，それぞれが隣り合うジグソーパズルのピースのように，対照的な能力をもっているのではないかと考えている。たとえば，自閉症の人々は高い視空間能力を示す一方で，音楽能力や言語能力，そして社会的な能力は乏しく，一方でウィリアムズ症候群の人々は音楽能力，言語能力，社会的能力が高いのに視空間能力が劣るという具合である。確かに自閉症の人々のなかには音楽能力が低い人々もいるだろうが，卓越した音楽能力を示す人も多数存在するのも事実であり(福井 2010)，音楽と社会性をキーワードにウィリアムズ症候群と自閉症の対照性を主張することには無理がある。

D. 脳の変性と失音楽

最近まで神経心理学の主たる対象は脳血管障害や各種外傷であり認知症などの変性疾患が対象となることはまれであった。しかし，失音楽に関してはその歴史は意外と古く，すでに 60 年以上も前にアラジュアニン(Alajouanine, T.)によって変性疾患を示唆する記載がなされている(Alajouanine 1948)。

アラジュアニンが報告したのは 20 世紀を代表するフランスの作曲家ラヴェルである。『ボレロ』や『亡き王女のためのパヴァーヌ』などが作品として有名であるが，病気の進行とともに失語症状と失行症状を示すようになり，次第にピアノの演奏や作曲もままならなくなってしまった。当時の脳が残されたわけではないが，パトグラフィー(病跡学)の立場から診断に関してはいくつかの可能性が示されている。そのなかの 1 つに前頭側頭葉変性症(frontotemporal lobar degeneration ; FTLD)が挙げられている(Kertesz, Hillis et al. 2003)。

前頭側頭葉変性症とは，脳の後方領域から萎縮が進行するアルツハイマー病とは異なり，脳の前頭葉や側頭葉を中心に萎縮が進む変性疾患のこ

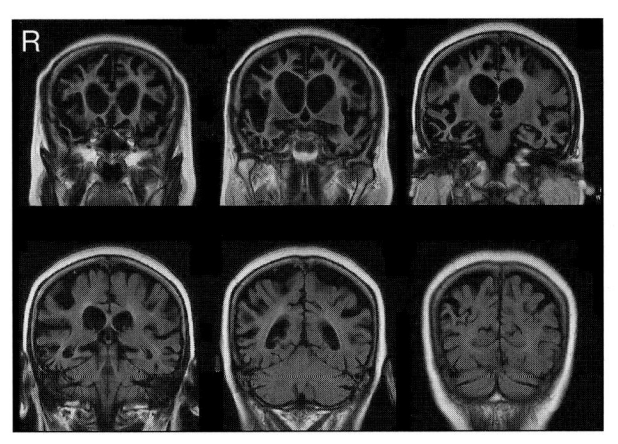

図3　前頭側頭型認知症を発症したM氏のMRI画像

とで，これには3種類ある。1つは，前頭葉から萎縮が始まるタイプで，前頭側頭型認知症(frontotemporal dementia；FTD)と呼ばれ，発動性の低下や脱抑制を特徴としている。前頭側頭型認知症の初期の様子がよくわかると思われるので，ここでは60代半ばで前頭側頭型認知症を発症したM氏(図3)の夫がホームページ上に作成した介護日誌からその一端を見てみたい。

言葉数の減少

2000年の暮れ頃より言葉数が少なくなってきたが，日常会話は一応できていたので問題はなかった。電話が鳴ると飛んで出るのは妻であったが，2002年の後半頃から電話でのやり取りが少なくなり，話している内容からすると話の途中で電話を切ってしまっているようである。また私が不在中に掛かってきた電話の取り次ぎ内容が次第におかしくなってきた。そしてその年の終わり頃には自分でもわかってきたのか電話が掛かってきても出なくなってしまった。さらに集金や配達などで訪れる人との応対も次第におかしくなり，訪問客が訪れても出なくなった。そして現在では会話は完全に一方通行となってしまっ

ている。

金銭処理の変化

　日常生活では生活費が必要になれば銀行で，1万円か2万円を下ろして買い物に出かけていたが，2002年の春頃銀行のキャッシュカードが利用できなくなり，再発行をしてもらった。いったん落ち着いていたが秋口になり，同銀行より使えなくなったキャッシュカードを使用している旨の連絡を受けた。CDの画面で「引き出しを指定」「カードを投入」「暗証番号を入力」「金額の入力」「確認を押す」操作が間違いなく行われているときは問題ないが，いったん操作ミスか機械上の問題でやり直しのメッセージが出た際にその判断力がなく，元に戻って暗証番号を再入力すべきところで，払い出す金額を入力し続けて，3回の暗証番号の間違いから，使用禁止になったようである。また2か月程して他銀行より「自動支払機のところにキャッシュカードが落ちていた」との知らせの電話があった。早速取りに行くとキャッシュカードは使用不能となっていた。置き忘れてきたのではなく，使用できなくなったので捨ててきたようである。これ以降は毎日財布にお金を補充するようにしたので，結果的にキャッシュカードを使用しなくなった。

身体の動きの鈍化

　数年やめていた社交ダンスを始めたいと妻が言い出したので，2000年の秋頃より個人レッスンに2人で通い始めた。当初はステップも普通に覚えることができ，ワルツ，タンゴ，ルンバおよびチャチャチャの4種類の基本的なステップを覚えて一応踊れるようになった。しかし，2002年の暮れ頃より新しいステップの覚えが悪くなってきた。それでも3倍程時間をかけて一応覚えていき，ジルバも踊れるようになった。先生にお願いして妻のリハビリを兼ねているので無理を承知で続けさせてもらっていたが，2003年の夏頃より，新しいステップは覚えられなくなり，また今まで覚えていたステップも特定のステッ

> プになると立ち止まるようになってきた。そして2004年に入るとどの曲も1曲を踊りきることができないのはもちろん、ちょっと踊り始めると止まってしまうようになってきた。最後には最も楽しく踊っていたチャチャチャも同様に踊り始めると立ち止まってしまうようになってきた。これではまったくレッスンにならず、先生にこれ以上迷惑をかけることができないので、3月末をもってやめることになった。

前頭側頭型認知症の患者は，アルツハイマー病の患者のように道に迷ったりするわけではなく，行動やコミュニケーションの異常として周囲に気づかれるが，家族ですら初期の頃は日常生活で何が起きているのか知ることが難しい。しかし，なかにはM氏の夫のように丁寧に症状を観察し，その背景を読み解いている家族もいるようだ。

前頭側頭葉変性症のもう1つは，側頭葉を中心に萎縮が進むタイプで，左の側頭葉が病変であれば，言葉の意味がわからなくなる語義失語や，見た物の意味がわからなくなる意味記憶障害を示すため，意味性認知症（semantic dementia；SD）と呼ばれている。語義失語とは，言葉の意味がわからなくなる状態で，たとえば「バナナは皮をむかないで食べますか」と言われても，バナナが何を指すのかわからないため，質問に答えることができない状態である。ただし，頭の中には黄色くて細長いバナナのイメージもあるし，どうやって食べるかもわかっている。たとえば，その国の言語を勉強しないで外国に行って，周りの人たちが何を言っているのかわからない状態に近いであろう。したがって語義失語の人々は，コミュニケーションを介さずに実物を見れば，名前は言えなくともそれが何であるかわかるし，使い方もわかっているのである。すなわち言葉の意味はわからないが，物の意味はわかっている状態である。このような人々に漢字を読ませると特徴的な誤りをする。

「海」という漢字は音読みでは「カイ」と読み，訓読みでは「うみ」とも読む。同じく「老」は「ロウ」や「お・いる」，「ふ・ける」と読める。

しかし，この2つの文字を組み合わせて「海老」と表記すると，なぜか「えび」と読ませる規則になっている．ほかにも似たような構造の単語には「海胆(うに)」，「海豚(いるか)」，「海象(せいうち)」があるが，これらはそれぞれ文字がもつ意味が手掛かりとなって読むことができる単語である．そのため語義失語の患者は，言葉の意味だけではなく，これらの単語の意味が崩壊するために，意味を介さない読みである音読みを手掛かりにする傾向がある．したがって，「海老」という単語を見せるとそれぞれの音読みである「カイ・ロウ」と読み，その意味もわからないと答える．

　語義失語は脳の左半球が言語野であることを反映し，主として左半球病変で生じることが多いが，脳の変性が左半球ばかりを選ぶわけではない．右の側頭葉を中心に萎縮が進むこともあるが，人格変化のみで明らかな言語症状を示さない場合や，言語症状とともに顔の識別が困難となることがある．筆者が経験した右の側頭葉が萎縮した症例は，それまで検査をしていた部屋を事情で移動しなくてはならなかったとき，先に筆者らが移動し，すぐに患者に部屋に入ってもらったのだが，直前まで話しをしていたにもかかわらず，筆者らのことを「あなたたち，さっきの部屋の人？」と確認してきた．部屋が変わったことはわかるが，人物が同じかどうか自信がなかったのであろう．前頭側頭葉変性症の患者のなかには，混乱のため異常行動を示すことが少なくないが，このような認知の障害も背景となっていると思われる．

　語義失語は，聴いたり読んだりした言葉の意味がわからないが，実際の物は問題なく認識できる状態である．しかし意味性認知症のなかには，実際の物を見ても，それが何であるかわからなくなる物体失認の症状を示す患者もいる．

　前頭側頭葉変性症の3つ目のタイプに，進行性非流暢性失語(progressive non-fluent aphasia；PNFA)ないしは原発性進行性失語症(primary progressive aphasia；PPA)がある．声は出るし，口も動かすことができるが，いざ言葉を表現しようとすると，たどたどしく，呂律が回らなくなるといった非流暢性の発話を特徴とする疾患である．

D. 脳の変性と失音楽　29

　I氏は，67歳の女性である。数年前から口が重たいと感じていたが，歯のせいだと思い歯科医を3年半渡り歩いていたが，次第に書字が不得意になったため神経内科を受診した。SPECT検査の結果，左の前頭葉下部(矢印)に血流の低下がみられた(図4)。

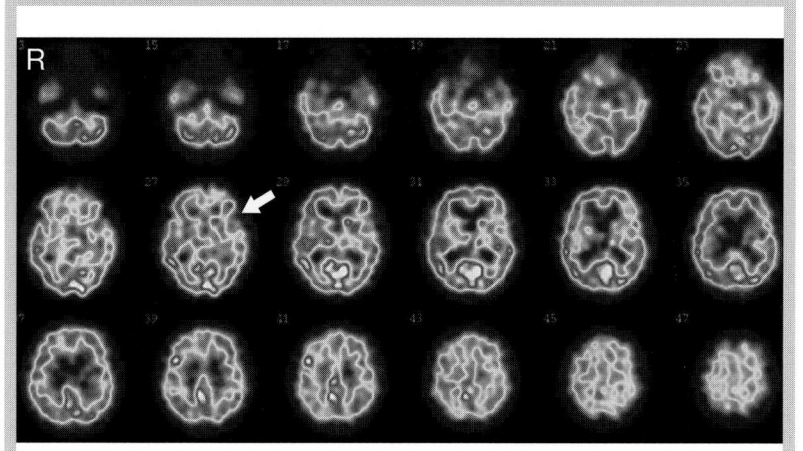

図4　進行性非流暢性失語症を発症したI氏のSPECT画像

　音声学的には，音韻の歪みや音韻の置換が認められ，発語失行が認められていた。プロソディの障害もあるが，構音障害や口舌顔面失行はみられず，声の異常も明らかではなかった。WAB失語症検査では失語の所見は認めず，聴覚的な理解力を評価するトークンテストでも99%正答であった。一方で，かなの読み書き障害がみられ，100文字を用いた単音節の読みは89%正答，書き取りは74%正答で，特に拗音(「きゅう」，「ちょう」などの曲がった音)，長音(「ソーダ」，「カード」などの長い音)の書き取りが困難であった。たとえば「牛乳」に関しては，漢字では問題なく書き取ることができても，ひらがなになると「ぐうぬう」と文字の脱落や置換が認められていた。
　WAIS-R成人知能検査(平均が100で表される)では，言語性IQ 103，動作性IQ 114と良好であったが，WMS-R記憶検査(同じく平

均が100で表される）では言語性記憶87，視覚性記憶107と，言語性記銘力が相対的に低下していた。しかし，認知症の多くで認められるような日常生活での記銘力の低下は明らかではなかった。

　発語失行の患者はリズムパターンを分析したり，記憶したりすることが苦手であるが，I氏も同様で，たとえば童謡の「もみじ」（高野辰之作詞・岡野貞一作曲）の最初のフレーズを分析させると，最初の出だし「秋の夕日に」のリズムは「あー・きの・ゆー・うー・ひー・ーー・にー」というように，「きの」という部分はほかよりも短く刻まれている。そのため音の長さだけを判断させると，「長/短短/長/長/……」というようになるが，I氏にはそのように認識されることなく，「長/長/長/…」と判断していた。また図5に示すようなリズムパターンを聞かせると，その再生は著しく困難であった（緑川2005）。

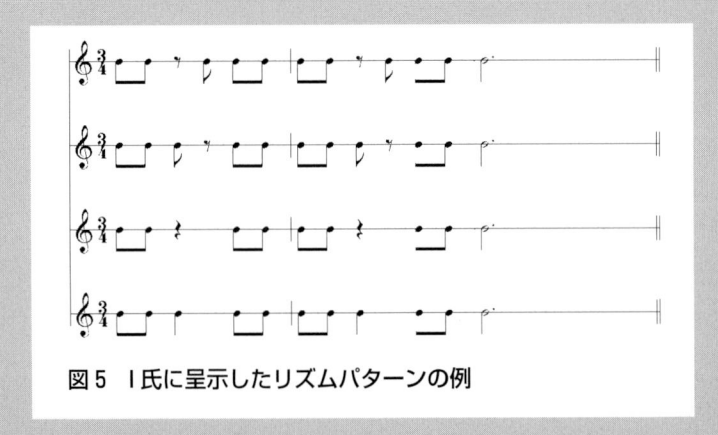

図5　I氏に呈示したリズムパターンの例

　このように言語の表出の障害だけではなく，リズムの処理能力の低下を顕著に認めていたが，実際に歌わせると抑揚やリズムを正確に表現することが可能で，病前から続けていた踊り（新舞踊）も引き続き継続することが可能であった。

　リズムパターンの記憶や分析が困難であったことからも，I氏は確かに

音楽の特定の機能の障害を引き起こしていたといえるかもしれないが，実際には歌うことも踊ることも可能であった。このことは音楽の障害といってよいのだろうか。先のウィリアムズ症候群の人々のところでも述べたが，このI氏も，障害は認知的な能力に限られているのかもしれない。

さてラヴェルの話に戻るが，神経内科医の岩田誠は，ラヴェルが緩徐進行性失語症に近い病態であったと推測している（岩田 2001）。しかしラヴェルは失語だけではなく，失行症状も示していたことが知られている。また，I氏を紹介したときに彼女の言語以外の認知や行為が非常によく保たれていたように，原発性進行性失語症に失行を合併することは非常に少ないため，最近では"TDP 43"を病理学的な背景とする原発性進行性失語症と皮質基底核症候群の連続帯（スペクトラム）とみなされている（Warren and Rohrer 2009）。

コラム③　病跡学と「創造性の学問」

病跡学は，芸術家や科学者，政治家など歴史的な人物の作品や伝記などの分析を通じて，その人物がどのような疾患であったかを推し量る学問であったが，松下らは「創造性の学問」と言い換えている（松下と田邊 2008）。ニーチェやドストエフスキーが，進行麻痺やてんかんなどの精神疾患を患っていたのはよく知られたことであるが，病そのものが創造性をもたらしたという考えには否定的である。むしろ彼らの創造性は若いときからあって，病によって創造性がどのように影響されたのか，という方向で考えられている。一方で，ラヴェルに代表されるように，前頭側頭型認知症に関しては，病によって創造性が発揮される可能性が繰り返し報告されている（たとえばシーリー〔Seeley, Matthews et al. 2008〕など）。

症状が進み，演奏や作曲ができなくなったときにもラヴェルの頭の中では音楽が鳴り響いていたという。このことは頭の中で鳴り響いている音楽を表現するための"手段"が失われただけであり，彼から音楽そのものが奪われたわけではないとも考えられる。

また，ピアニストの舘野泉は演奏中に脳出血によって倒れ，そのまま救急車で運ばれたが，そのような意識が朦朧としたなかでも，「頭の中では南フランスの作曲家セヴラックの音楽が，壊れた蓄音機のように，繰り返し繰り返し鳴り続けていた」と極限の状態のなかでも音楽が存在したことを回想している（舘野 2008）。やはり表現できない状況であっても，音楽は存在するということなのだろう。

さて，脳の病気はラヴェルの頭の中の音楽にも影響を与えたのであろうか。舘野はその後に回復し，発症当時のことを思い出すことができたが，ラヴェルの病気は進行性であり，頭の中の音楽がどのようなものか今となっては知る術がない。しかし，少なくともいくつかの曲は彼が発病してから作られたことが確認され，その様子をうかがい知ることができる。この時期に作られた曲の1つに『ボレロ』がある。執拗に繰り返されるリズムと旋律，奇抜な音色で彩られるこの曲は20世紀を代表する曲の1つとなっている。

前頭葉機能の障害の1つに保続という症状がある。これは同じことを何度も言ったり，同じ行動を繰り返したり，同じ考えから抜け出せないといった症状であるが，『ボレロ』の中で図6のリズムやテーマが冒頭から最後まで延々と繰り返されるが，これを「保続」と考える研究者もいる

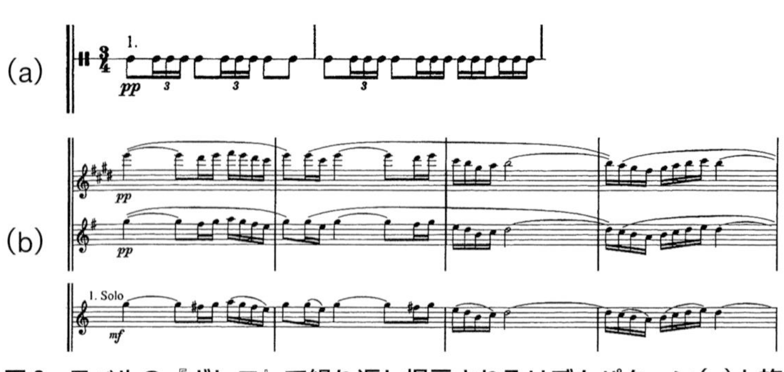

図6　ラベルの『ボレロ』で繰り返し提示されるリズムパターン(a)と旋律(b)

〔たとえばCybulska(1997)〕。しかしこれに関しては別な見方がある。一見すると同じような旋律の繰り返しにみえるが，毎回異なった楽器が登場するだけでなく，異なる楽器を同時に響かせているのである。さらにその使い方が奇抜であり，一般的な使い方であれば，同じ調の中で3度や5度ずらすところを，ラヴェルは並行に3度や5度ずらしたのである。すなわち，一方の楽器がハ長調であれば他方の楽器はホ長調という具合である（図6b）。こうすることによって，異なった楽器の組み合わせと異なった調の組み合わせによって，これまでにない斬新な音色を作り上げることに成功したというのだ。このような斬新な発想そのものが病気のためではないかというのが近年の見方である。

　前頭側頭葉変性症の患者のなかに，発症後から絵画を中心に芸術活動が盛んになる症例が報告され，左半球の障害による右半球機能の解放現象と考えられている（Miller, Cummings et al. 1998）。そしてラヴェルの作品もそのような前頭側頭型葉性萎縮にみられる右半球の解放現象ではないかと考えられている（Amaducci, Grassi et al. 2002）。芸術活動が盛んになる症例は絵画において複数の報告がみられるが，このような解放現象がみられるのは，前頭側頭型葉性萎縮のなかでも発話の障害を示す進行性非流暢性失語症例や，意味性認知症例であることからも言語機能の低下が芸術性の亢進に結びつくと考えられている。筆者らが進行性非流暢性失語症と意味性認知症のそれぞれの絵画の質的な分析を行ったところ，意味性認知症の患者の絵画は，対象をありのまま描く写実的なスタイルで創造性に欠けるのに対し，進行性非流暢性失語症のほうはより創造的な作品であった（Midorikawa, Fukutake et al. 2008）。岩田（2001）の言うように，ラヴェルが進行性非流暢性失語症であったと考えると，『ボレロ』が創造的な作品となったのもこのことと関連するのかもしれない。

　ラヴェルのような音楽家だけではなく，普通の人々でも脳の変化が音楽活動に影響を与えるようである。

> 　M氏は83歳の男性で元数学の教師である．数年前から記銘力の低下に加えて，軽度の語義失語の症状を示し，「海老」を読ませると，「カイロウ」と読んだあとに，しばらくして「エビ」と読み直していた．
>
> 　音楽には昔から触れる機会があったようで，学生時代にはハーモニカをいじり，仕事を始めてからも混声合唱団に参加するなどをしていたそうである．1年程前に妻に複音ハーモニカを買ってもらってから，再びハーモニカに触れるようになったが，本格的に活動を始めたのは，近所のデイサービスに通い始めてからである．筆者も実際のデイサービスの活動や自宅での演奏の様子を見せてもらったことがあるが，セミプロ級といってよいほどの腕前であった．デイサービスでは，その場の雰囲気や周囲からの要望によって即興でハーモニカを吹き始め，時にメロディを，時に伴奏をといった具合に，実に器用にかつ叙情豊かに演奏していた．たまに他の利用者が歌詞がわからなくて戸惑う場面があると，すぐに歌に切り替えて，周囲の盛り立て役となったり，周りの人が歌いにくい調であれば即座に移調して対応するなど，機転の利かせ方はすばらしいものであった．自宅に戻ってからも筆者の要望に応えて即興でハーモニカを演奏してくれただけではなく，吹き方のイロハを事細かく説明してくれていた．
>
> 　妻の話では，以前は音程をとても気にする人で，集団の中で人前で歌うことはまずなかったそうだが，症状が進んでから，周囲の人々と楽しそうに合唱しているそうである．筆者がデイサービスに訪問したときも，利用者の中にはがなり声を上げて歌っている人がいたが，そのような状況でも合唱や伴奏を楽しんでいる様子であった．

　病前の演奏能力がわからないため，このような状況が，単なる演奏能力の維持なのか，もしくは演奏能力の向上なのかは明確に示すことは難しいが，M氏の言語能力の障害と著しい解離があるのは確かである．また彼の演奏や歌唱によって周囲の利用者やスタッフの中に一体感が生まれてい

るのも事実のようである。

サックス(Sacks 2007)は，あるピアニストに関する手紙を引用して次のように述べている。

　　［彼は］現在88歳で言語能力を失っています…が，毎日演奏しています。モーツァルトの読み合わせをすると，反復記号を見ないうちに後ろや前を指さします。2年前，私たちはモーツァルトの連弾の曲をレコーディングしましたが，それは彼が1950年代にレコーディングした曲でした。彼は言葉が出てこなくなり始めていますが，私は最近の彼の演奏や着想のほうが，以前のコレードよりも好きです。(中略)彼の場合，音楽の才能と病気の両極端がとにかく際立っています。音楽で病気を超越しているので，訪問すると本当に驚かされます(Sacks 2007, p.458)。

　ここでサックスが言いたいことは，「他の能力が衰えつつあるとき，音楽の能力が保たれているばかりか，どうやら高められている」ということである。ただし，このような推測はすべての病に当てはまるわけではないと思う。M氏もそうであるが，社交性などの社会的な能力が残された患者は高い音楽能力を発揮するようだが，前頭側頭型認知症のように，社会的な機能が早い段階から低下した患者で，音楽能力が発揮されることはまれである。ウィリアムズ症候群だけではなく，その他の疾患に関しても，社会性と音楽能力のあいだには高い関連性があるようである。

　繰り返しになるが，ラヴェルは，頭の中で音楽が鳴っていたということからも，本当の意味で音楽が失われた状態とはいえないだろう。すなわち，本質的な音楽は保たれ，「楽譜を書く」，「楽器を奏でる」という外部とのつながりが失われた状態と考えられる。失語症と発語失行や構音障害の違いについて言及するときに，障害が言語の意味や文法などの深層構造に及んでいるか否かで分けて考える立場があるが(竹田，田頭1981)，そのような意味でもラヴェルが音楽が失われたという字義どおりの失音楽

表4　ガードナーが提唱した知能の多重性(Gardner 1999)

言語的知能	言語を用いる能力(例：弁護士，作家)
論理数学的知能	問題を論理的に分析し，数学的操作し，科学的に究明する能力(例：数学者，科学者)
音楽的知能	音楽の演奏，作曲，鑑賞能力(例：演奏家，作曲家)
身体運動的知能	体全体や身体部位を使う能力(例：ダンサー，工芸家)
空間的知能	広い空間や限られた範囲での空間認識・操作能力(例：航海士，彫刻家)
対人的知能	他人の意図や欲求を理解し，他人とうまくやっていく能力(例：外交販売員，政治的指導者)
内省的知能	自分自身を理解する能力(例：カウンセラー)
博物的知能	動植物を見分けて分類する能力(例：博物学者)

は該当しないと思う。

　病が音楽に影響を与えることは，何も変性疾患に限ったことではない。ベートーヴェンは聴覚障害を患い，まったく音のないなかで作曲したことで知られるが，そのような障害がかえって頭に浮かぶ音のイメージが強まっている可能性があり，それが作曲にプラスに影響していた可能性も示唆されている(Sacks 2007)。

　このほかの変性疾患による失音楽の症例は，表出性失音楽(Confavreux, Croisile et al. 1992；Polk and Kertesz 1993)のほか，楽譜の失読(Beversdorf and Heilman 1998)が報告され，脳血管障害例と同様に限局した症状を示したことが知られている。

　心理学者のガードナー(Gardner 1999)は人間の知能の多重性を提唱し，その中の1つとして音楽能力を挙げている(表4)。たとえば失語となって言語的能力が障害されたとしても，バッソら(Basso and Capitani 1985)が報告した指揮者や，ルリアら(Luria, Tsvetkova et al. 1965)が報告した作曲家のように，音楽活動を継続することができたことからも，言語や音楽

などの能力(知能)は相互に独立した機能単位(これをモジュールという)であるという考えである。そのように考えると、おそらく音楽モジュールの機能が先天的に低下した状態が先天性失音楽であり、空間的知能が先天的に低下した状態がウィリアムズ症候群であり、対人的知能が先天的に低下した状態が自閉症なのであろう。認知症もこれらのモジュールの選択的な低下を引き起こすことがある。前頭側頭葉変性症は言語能力に選択的な低下を引き起こすし、コンファヴルーら(Confavreux, Croisile et al. 1992)が報告した患者は音楽能力に選択的な低下を引き起こしていた。先のM氏もそうであったが、ガードナーの分類に照らし合わせると、アルツハイマー病などの多くの認知症は言語的知能や論理数学的な知能、空間的知能の低下とはいえるが、以下のT氏やI氏のようによく見ると音楽能力が残存することが少なくないようである。

> T氏は日本のピアノ界の草分けの1人である。東京藝術大学の前身である東京音楽学校を卒業後は、いくつかの大学を歴任して後進の指導に当たり、一線を退いたあとも門下生たちが家を訪れその指導を続けてきた。しかし70代の後半に近づいた頃からアルツハイマー病を発症し、診察場面では同じことを数十秒おきに何度も繰り返していた。症状が進んだあとも、弟子が来れば適切に助言することが可能であったし、知っている曲の旋律を楽譜に書くことも可能であった。
>
> I氏は、78歳の元ラテン系バンドのサキソフォーン奏者である。ご家族の話によると、独学でクラリネットを始め、17歳のときにはフルート奏者としてプロのオーケストラにも入団した経験があるそうである。その後にラテン系のバンドに移籍し、サキソフォーンの第一奏者として定年まで活躍していたそうである。
> 70代の半ば頃より物忘れを認め、アルツハイマー病と診断された。障害は、記銘力障害だけではなく、文字の読み書きも障害されていたが楽譜を読むことは可能であった(ただしドレミで読むのではなく、

> 口笛で音をとっていた)。言語的な理解も低下していたが，I氏がバンドで活躍していた頃のCDがあったので，それを聴かせると，「いいねぇー，いいねぇー」としみじみと語っていた。

　このように音楽は1つの独立した機能単位であるが，音楽の活動は1つではなく，歌唱や楽器の演奏，楽譜の読み書きというように多岐にわたっている。先天的な失音楽だけではなく，先天的な楽譜の失読(Gordon 2000)や後天的に楽譜の読み能力が低下した症例(Beversdorf and Heilman 1998)が存在することからも，音楽能力が1つのモジュールではなく，さらに下位に詳細なモジュールが存在するのかもしれない。

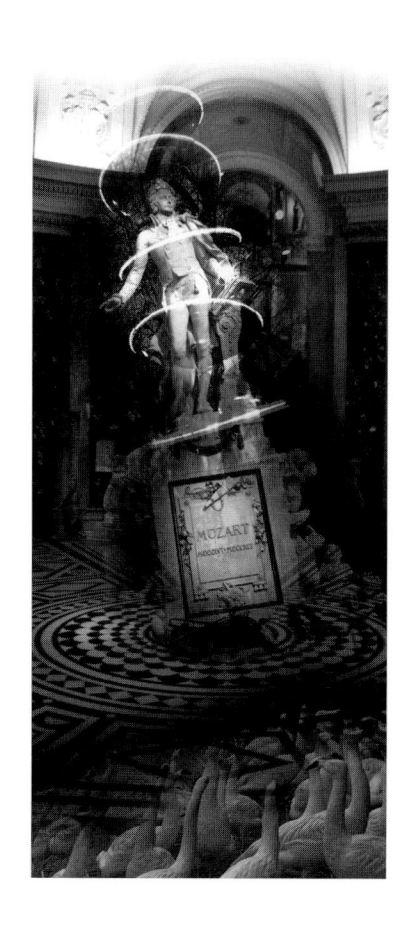

第 **2** 章
脳の中の音楽

A. 音楽を表現する（歌うこと・奏でること）

話せないが歌える

　チンパンジーに手話や図形を用いた記号を教えることで人間とコミュニケーションが可能であったように (Gardner and Gardner 1969 ; Premack 1970)，動物でも言語に類似した機能を有することがいくつかの研究で示されている。しかし，それでも人間との隔たりは大きく，言語が人間に固有な能力であるこということ，さらにどのような種族も言語を有していることからも (Pinker 1994)，言語が人間に普遍的な能力であることは疑いようがない。この普遍性に関しては音楽も同じであろう。どのような民族であろうが，たとえその形式は大きく異なっても音楽を有し，教えられることを経験しなくとも，子どもたちは歌えるようになっている。ピンカー (Pinker, S.) が言語は本能であると述べたように (Pinker 1994)，もしかしたら音楽も人間の本能といえるかもしれない。

　ルソー (Rousseau, J. J.) は『言語起源論』の中で，「韻文と歌と言葉は共通の起源をもつのである。（中略）最初の話し言葉は最初の歌だった。リズムの周期的で拍子のついた反復，アクセントの旋律的な抑揚は，言語とともに詩と音楽とを生み出した」（ルソー：小林善彦訳，1970）と述べているように，原始的な段階では言語と音楽は分離できないものなのかもしれない。認知考古学者のミズン (Mithen, S.) も，進化的な考察から，音楽と言語には共通の先駆体があったと仮定しているように (Mithen 2005)，人間にとって音楽と言語は切り離せないもののようである。では脳の中ではどのような関係にあるのであろうか。

　音楽と言語の関係が最も端的に表れるのは，失語患者を対象にした検討である。古くは山鳥らが，近年もヘバートらが非流暢性失語例を対象にし (Yamadori, Osumi et al. 1977 ; Hébert, Racette et al. 2003)，その後も，発話が困難な患者でも歌唱能力が保たれることが示されている。すなわち口という運動器官を使って音声を発するという意味では類似の器官を使って

いるが，言語として発する場合と歌として発する場合とでは異なった脳内機構を用いるということである．山鳥らの検討では，24例の右麻痺のあるブローカ失語例を検討したなかで，21例が歌うことが可能で，さらに半数の12例は（言語としての発語は困難であるが）歌詞も正確に表現することが可能であった．このように歌唱が可能なのはブローカ失語に限らずより重症の全失語例（Basso and Capitani 1985；河村 1996；岡崎，杉下 2000）や，脳血管障害以外の変性疾患による失語例（Polk and Kertesz 1993）でも確認されている．

歌は残存する

T氏は，66歳で前頭側頭葉変性症によって語義失語を発症した女性で，症状の進行とともに現在では自発話がほとんど認められなくなり，唯一の言語表出としては，「コッチハイレテタヨ，ハイ」という

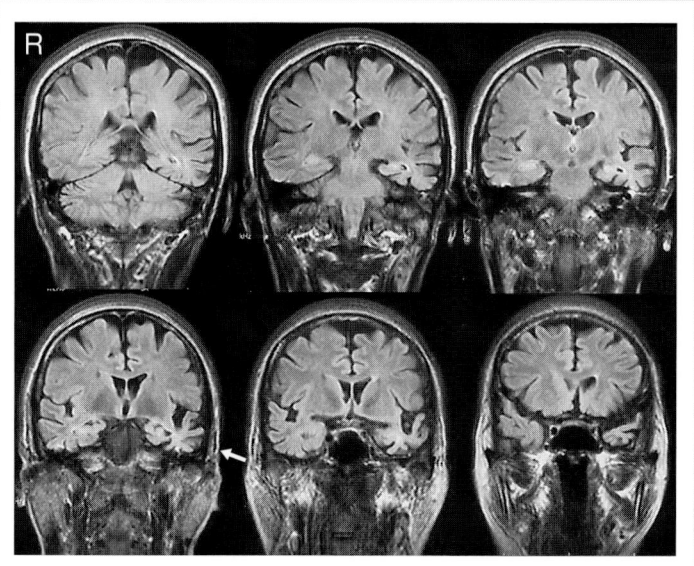

図7　語義失語を発症したT氏のMRI画像

> 再帰性発話が認められるのみであった。MRI 検査の結果，左の側頭葉(矢印)の萎縮が明らかであった(図7)。
> 　日常的には常同的な行動が目立ち，朝起きると夫とともに駅の立ち食いそば屋でカレーライスを食べ，その足でカラオケボックスに向かい，店が開店するまでしばらく待ったあと，小一時間にわたってレパートリーを歌って帰るという行動を繰り返していた。筆者もカラオケボックスに同席させてもらったことがあるが，すでにフルコーラスで歌えなくはなっていたものの，それでも歌のさびの部分になると，はっきりとした言葉で，かつ正しい音程で歌を歌うことが可能であった。

　山口県下関市で認知症の家族会を運営している高玉は，アルツハイマー病と診断された母親の節子さんの介護を綴った介護日記「妹になってしまった私の母さん」の中で，認知症の母が歌った歌を紹介している(高玉 2007)。

　　年　金
　一．頭　痛いで　どうしようか
　　　私の仕事　何だっけ
　　　わからなければ　休めない
　　　ぼけた　私は　アホなのだ
　二．やっぱり　私は　ぼけません
　　　できることなら　元気よく
　　　想う心は　いっぱいよ
　　　ぼけた私は　こまります
　三．嫌じゃ嫌じゃと　言いながら
　　　年金もらいに　行きますよ
　　　わたしゃ誰とも　知らないが
　　　誰が年金　取ったやら

四，取られた取られた　年金を
　　誰が持っているのだろう
　　私の心を　知っている
　　ねーちゃん頼りに　しています

　この「年金」という歌は，高玉が認知症の家族会で覚えてきた「ぼけます小唄」，「ぼけない小唄」を歌っていたら，母親が，「それは私のことやね」と言って突然歌い出したそうである。発症初期の頃から金銭に関する心配があったようで，外出のために一緒にバスに乗ると，しつこく「お金はあるの？」と聞き，必要以上にお金の心配をし，また，症状が進んでからの日記の中にも「サイフ金○○円」と金銭に関する記述が頻繁にみられていたそうだ。母親にとってお金は関心事だったのであろう。だからこそ歌としてそのような想いが込められているのであろう。
　ちなみに，この介護日記は介護をする側が書いただけではなく，介護される側，すなわち認知症となった母親が書いた日記に多くを割いたユニークな介護日記である。不思議なことだが，この母親のように，口頭言語として表現することが難しくなっても，歌や書字として表現する能力は保たれることがあるようだ。歌だけではなく，書字も口頭表出とは独立したメカニズムで人の内面が表出されるようだ。

歌えない

　このように言葉の表出が困難となっても歌うことが可能であるということが事例で示されてきたが，その逆はあるのであろうか。そのような例は確かに存在し，「歌えないが話せる」というように，言語表出が比較的保たれた歌唱障害の症例が報告されている。
　これまで報告された症例をまとめると，左利きで左半球損傷によって歌唱の障害が生じた1例を除いて(Piccirilli, Sciarma et al. 2000)，すべてが右半球病変であった(Botez and Wertheim 1959；武田，坂東 et al. 1990；Confavreux, Croisile et al. 1992；Polk and Kertesz 1993；McChesney-

Atkins, Davies et al. 2003 ; Murayama, Kashiwagi et al. 2004 ; Terao, Mizuno et al. 2006)。したがって，言葉の表出と音楽の表出は解離した能力といえる。しかしまれにではあるが，発語失行と口頭表出性の失音楽が合併することもある。

> S氏は右利き右半球病変であるにもかかわらず，歌唱で音がとれなくなっただけではなく，努力性の発語がみられ，発語失行の症状を示していた。またリズムと拍子の認識には特徴的な解離を示していた。この症例では，2種類の異なったリズムを対にして提示すると，それらの違いを聴き分けることが可能であったにもかかわらず，提示された曲が何拍子か判断することが困難であった。拍子の判断は右半球の機能と考えられていることからも，この症例は，発語については交叉性の可能性が高いが，音楽に関しては一般的なパターンであったのであろう。

半球機能差

このように音楽と言語の半球優位性は，右半球と左半球という整理が可能ではあるが，そこには大きな個人差が存在する。半球機能の個人差に関しては，筆者の研究室の学生が興味深い実験を行っている（糸井 2013）。彼女が行ったのは，単語と感情表現を同時に提示し，どちらかの判断を求めたときに，異なった半球優位性を示すというものであった。たとえば悲しそうな声で「ガス」という単語を左耳に提示し，怒った声で「バス」という単語を右耳に提示し，聞こえてきた単語の感情を判断させたり，聞こえてきた単語の意味を判断させたりすると，感情判断を求めた課題では左耳優位の成績（すなわち右半球で優先的に処理されるという意味）であったのに対して，意味判断を求めた課題では右耳優位の成績（すなわち左半球で優先的に処理されるという意味である）であった（図8）。このことは，物理的には同じ刺激を聴いているにもかかわらず，その言葉の意味に着目

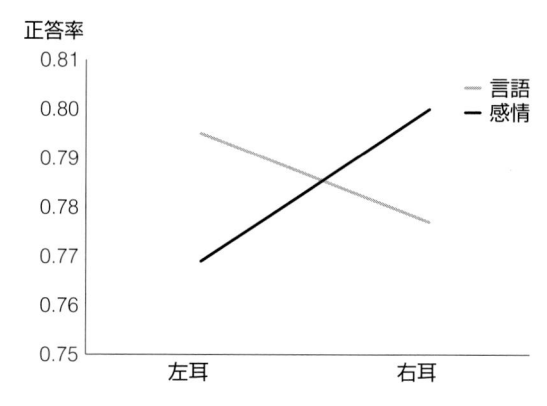

図8 両耳分離聴検査の結果（糸井 2013）

表5 刺激ごとの半球機能差の出現率(%)（糸井 2013）

		情動刺激		
		左半球優位	右半球優位	合計
言語刺激	左半球優位	20.9(9)	39.5(17)	60.4(26)
	右半球優位	18.6(8)	20.9(9)	39.5(17)
	合計	39.5(17)	60.4(26)	100.0(43)

( )の数字は実数

するか，抑揚(感情)に着目するかによって，異なった半球が活動するということである。彼女の調査で明らかにされた結果のなかで興味深いことは，半球優位性のパターンの個人差が非常に大きいということである(表5)。

　一般的には言語は左半球処理で，感情は右半球処理ということであるが，そのようなパターンを示したのは半分以下で(とはいっても最も多い組み合わせではあったが)，言語も感情も左半球処理の人もいれば，言語も感情も右半球処理であったり，一般的なパターンとは逆に，言語が右半球処理で感情が左半球処理という人もいた。このような非典型的な人々を

含めると，相当数が典型的ではないパターンを示すことになる。

　このような言語と感情の対比だけではなく，もしかしたら言語と音楽の対比に関しても実は多くのヴァリエーションが存在するのかもしれない。また健忘性失音楽のように報告が少ない障害は，このようなヴァリエーションの気まぐれで生じている可能性もある。すなわち，言語機能と音楽機能が特定の半球機能のパターンとなったときにのみ現れるからなのかもしれない。

Wada 法

　なお，音楽と言語の半球優位性について，多くのヴァリエーションが存在する可能性があると述べたが，一般的には言語表出（発話）は左半球に依存しているのに対して，音楽表出（歌唱）は右半球との関わりが強いといわれている。このような対比は損傷例以外でも確認されている。脳手術を実施する前に言語機能へのダメージを極力回避する目的で，事前に言語野が左右のどちらの半球にあるのかを確認する必要があるが，その際に行われる Wada 法と呼ばれるアミタールソーダを用いた半球ごとの麻酔によっても，左右半球と音楽機能との関わりに関する知見が得られている (Gordon and Bogen 1974)。近年ではアミタールソーダはプロポフォールという麻酔薬にとって代わられているが，言語野を決定する必要がある場合には，欠かせない手法である。Wada 法とは，たとえば患者に数字のカウンティングや歌を歌わせ，その最中に左右のいずれかの頸動脈中に麻酔薬を注入することによって半球を個別に麻酔をかけ，その際にみられる振る舞いをもとに半球機能差の確認を行うものである。もし左半球が言語機能を担っているのであれば，左半球への麻酔薬の注入によって数字のカウンティングが障害される一方で，歌には影響を与えないはずだし，逆に右半球が音楽機能を担っているのであれば，右半球への注入では，カウンティングは障害されず，歌に影響を与えるはずである。

　このような手法で術前に言語機能の確認を行っていると，まれに左半球への麻酔薬の注入で，言語表出には影響を与えずに，言語理解にのみ影響

を与えることがある。ある患者は，左半球に麻酔がかけられた状態でもカウンティングは可能だったが，外からの教示を受け付けない状態であった。すなわち言語の発話能力には影響を与えずに，言語理解にのみ影響を与えたということである。このように，言語機能というくくりでの半球優位性だけではなく，言語理解機能や言語表出機能など，細分化された個々の機能についても，個々の半球優位性というものがあるのかもしれない。

再び言語と音楽の表出の話に戻すが，言語表出が左半球のブローカ野やその周辺領域の損傷によって障害されるということは，言語表出機能がこれらの領域に局在しているといえるが，音楽に関してはそのような局在性は明らかではない。このことは損傷例だけではなく次のような実験的な検討からも明らかである。

経頭蓋磁気刺激法(TMS)

たとえば，頭蓋上から磁気刺激を行うことで刺激した部位の機能を一時的に低下させる手法として経頭蓋磁気刺激法(transcranial magnetic stimulation ; TMS)[5]が知られている。この手法を用いて擬似的に局所病変を作り出すと，左前頭葉の刺激で5人全員に発話の障害が認められたのに対し，歌唱では左だけでなく右の前頭葉を刺激した場合にも障害がみられなかった。すなわち，発話は左半球の比較的限局した領域で障害が生じるのに対して，少なくともTMSの焦点に該当する狭い領域だけでは歌唱の障害が生じないということである。このことからも発話機能が局在化されているのに対して歌唱機能はより広範囲に分布していると考えることができる(Stewart, Walsh et al. 2001)。

---

[5] 経頭蓋磁気刺激(transcranial magnetic stimulation ; TMS)：頭蓋上においた誘導コイルに瞬間的に電気を流し，電磁誘導の原理で磁場を作り出し，その磁場によって，脳の神経細胞に微弱な電流を流すことによって，脳の機能に変化をもたらそうとする装置である。

ジャクソンの『神経系の進化と解体』

　ジャクソン（John Hughlings Jackson）の『神経系の進化と解体』の中で，「均一解体」について次のような記述がある（Jackson 1884）。

>　均一解体では神経系全体が比較的均等に逆行します。これらの事例では神経系全体が「退行（reduce）」しますが，異なる中枢がすべて一様に侵されるわけではありません。有害物質，たとえばアルコールが神経系に侵入すると，そのすべての部分に流入しますが，最高中枢は組織化が最も少ないので，まず一番最初に，そして最も著しく「参って（give out）」しまいます。中等中枢はより多く組織化されていますから，より長く抵抗します。最低中枢はさらにいっそうよく組織化されていますから，最も長く抵抗します。

　ジャクソンは神経系の組織化には進化に基づいた方向性があると考えた。それらは，最もよく組織化された状態から最も少なく組織化された状態への移行，最も単純なものから最も複雑なものへの移行，そして最も自動的な状態から最も随意的な状態への移行である。神経系の「解体」はその逆の過程であると考えられ，上述したように，下層になるほど解体に対する抵抗性があるとみなされている。
　TMSによる検討では，発語の障害を引き起こすことはできたが，歌唱の障害を引き起こすことはできなかった。また認知症で認められたように，言葉を通じて表現する能力が失われても歌って表現する能力は比較的保たれやすい。このような例からも，人が歌う能力というものはジャクソンの言う「進化のより低いレベル」の「いっそうよく組織化された」能力といえるのかもしれない。すなわち，より進化のより早い段階から備わった能力が音楽なのかもしれない。
　音楽能力の局在については言及が難しいが，少なくとも傾向としては左半球が言語機能，右半球が音楽機能という整理は可能である。ただし後述するように，このような対比が可能なのは歌唱に限られており，それ以外

の音楽機能については左半球と右半球ですら，鮮明に区分することはできない。

ゆらぎと逸脱

　ブローカ失語の患者の歌唱能力に言及したときに述べたが，話として言葉を発することは難しいが，歌の中であれば歌詞として言葉を発することができる症例がいるように，歌うという行為のなかには，複数の要素が含まれている。まず，音の高さ（音高）であるが，これは物理的には周波数として表すことができる。これに音の長さや出だしのタイミングなど，音の時間的な側面（リズム）が加わることによって旋律（メロディ）が形成され，さらに歌詞（言葉）が加わることによって歌となる。したがって理論的には「音高」，「リズム」，「言葉」の3つが融合すれば歌として完全なものといえるかもしれない。しかし人々が愉しむ実際の音楽は，3つが単純に合わさっただけではない。最近ではデスクトップ・ミュージック（DTM）などのコンピュータを用いた音楽作成が珍しくなくなったが，そこで音の高さとリズムが正確に演奏される自動的な音楽と，人間が演奏する音楽とでは明らかに違いが存在する。そのため正確に演奏されるMIDI[6]ファイルにわざわざ「ゆらぎ」を付加して，より人間の演奏に近づけるようなソフトも頒布されている。

　MIDIでは楽譜に書かれた音楽を忠実に演奏してしまうため，あえて「ゆらぎ」を付加しているが，演奏家はあるときには意図して，またあるときは意図せずに楽譜に書かれたことから逸脱させて演奏や歌唱をしている。このような逸脱は「芸術的逸脱」とも呼ばれている（梅本 1966）。音色の違いや音の強弱の変化に加えて，音の高さや音の長さなどの「ゆら

---

[6] MIDI：musical instrument digital interface の略。シンセサイザーやその周辺機器などを連動させて演奏するための統一規格のことで，以前はさまざまな音色を発する装置をコンピュータからコントロールする必要があったが，最近では，音色そのものをコンピュータ上のソフトウェアで作り上げることができるため，パソコンさえあればさまざまな音色の曲を作り上げることができるようになっている。

ぎ」が聴く人の心に響く(もしくはノリのいい)音楽となるのである。ただしピアノやハープは音色や音の高さは固定されているし，チェンバロ(ハープシコード)は音の強弱までも固定されているが，それでも芸術的な表現は十分に可能である。したがって山田(1998)が言うように，時間的な次元の逸脱(時間的なゆらぎ)が芸術的逸脱のなかで最も重要なのであろう。そのような意味からも，人間は完全な周期性というものを好まないのかもしれない。

コンピュータと音楽

　最近，中国からやってきた学生と話す機会があったが，その学生はそれまで専門学校でドラムを勉強していたが，あらかじめコンピュータ上でドラムなどの伴奏となるパートを作り上げて実際の演奏に用いる"打ち込み"と呼ばれる手法が出てきたため，ドラマーには先がないと思いドラムをやめたという話であった。その学生の力量はわからないが，コンピュータは本当に人間に取って代わることができるのだろうかと疑問に思ったものだ。しかし作曲家の故大村哲弥のように，人間よりも機械の音楽を信用する人もいる。現代音楽の作曲家である大村は，とても研究熱心で，自分がそれまで作曲してきたことを認知心理学的な視点から捉え直し，工学者や生物学者が集まる研究会にも顔を出していた。そのような場でよく話していたのは，「作曲は人のもつ期待を裏切ることが大切だ」ということである。研究会でもいくつかの実例を示しながら人間がもつ期待(予測)とその裏切り(逸脱)を熱っぽく語っていたが，そのときに用いていたのがMIDIを使ったデモンストレーションであった。彼の頭の中で創造された音を表現するのに便利だったのであろう。筆者がふと疑問に思って，彼に「実際の演奏とコンピュータ上の演奏では，どちらのほうが作曲家にとって望ましいのか」と聞いたことがあるが，そのとき彼はコンピュータのほうが望ましいと言っていた。コンピュータであれば，間違えることもなければ，作曲者の細かな指示まで再現することが可能なのであろう。
　また，同じ研究会で音響工学を専門とするM先生が，音色(音の響きや

サウンド)の大切さを大村に確認を求めたときも，それらに対する肯定的な意見は得られなかったと記憶している。M先生はとりわけ心に染み入るようなサウンドを大切にする人で，(私にはわからなかったが)「CDの盤によって音が違うんだよ」というくらい，オーディオセットに対するこだわりには右に出る者がいないほどの人であるが，機械の音色に軍配を挙げた大村の主張には，受け入れがたいものがあったであろう。不思議なもので，人々は同じ音楽でも関心の所在が異なるようである。大村のように音楽の形式に関心がある人もいれば，M先生のようにサウンドに関心がある人もいる。

冒頭に紹介したように岡田(2009)は，音楽行為を「すること(作曲家/演奏家)」，「享受すること(聴衆)」，「語ること(批評家)」に分類したが，語る対象も実に多様なのであろう。そのような意味で，物理的には同じ音楽を聴いていたとしても，その人の関心の所在によって(あるいは注意の向け方によって)，まったく異なる音楽を聴いているのかもしれない。

「逸脱」に話を戻すが，美空ひばりが昔のレパートリーをスタジオで歌う場面をテレビで見たことがあるが，そこで流れてきた歌は，われわれの頭の中にある音の記憶そのものであった。また筆者が子どもの頃にテレビアニメの主題歌として何回も聞かされた『宇宙戦艦ヤマト』を歌っていたささきいさおが30年ぶりにテレビで歌っている姿を見かけたときも，われわれの頭の中に残された記憶と寸分違わず，あたかもテープを再生しているかのように以前の歌を歌っていた。それらを聴いたとき，とても安心したのを覚えている。このような場合，期待は裏切られないほうがよいのであろう。一方で，近藤真彦が昔の持ち歌を披露する場面をテレビで見たが，われわれの頭の中にある(決してうまいとはいえないかもしれない頃の)記憶から逸脱し，期待を裏切るものであったし，布施明がレコード大賞を取ったときの歌を再演する場面でも，決して悪いことではないと思うが，残念ながら逸脱が著しく聴衆の期待に背くように思う。芸術音楽などとは異なり大衆音楽においては，期待どおりにワンパターンに進むことが何よりも大事なのであろう。

芸術的逸脱は音楽の重要な一面ではあるが，その評価は難しく，これまでの神経心理学的な検討の多くは音の高さが正確か否か，リズムが正確か否かという形で評価が行われてきた。また患者を対象とした音楽能力の評価も，「リズムを正確に再現するために」MIDIを用いて検討されることも少なくない(Schuppert, Munte et al. 2000 や Liégeois-Chauvel, Peretz et al. 1998)。

歌とリズム

さて，これまで述べてきたような方法を通じ，脳の損傷によって歌が歌えなくなった症例をまとめると次の2種類のグループを見出すことができる。1つは，歌の誤りは音の高さのみであり，リズム能力は保たれているグループである。Murayamaら(2004)の症例は，アマチュアの歌手で右半球の前頭葉から側頭頭頂葉が広範に障害された口頭表出性の失音楽症例で，音高のずれは顕著だが，リズムは保たれていた。武田ら(1990)の症例も，右の側頭葉の皮質下の出血で失音楽を示した三味線の先生で，三味線が弾けなくなっただけでなく歌唱にも障害を認め音高の障害を特徴としたものであったが，やはりリズムは正確であった。ピチリリら(Piccirilli, Sciarma et al. 2000)の症例は左利きの左側頭葉病変であるが，この症例も歌唱ではリズムは保たれていた。さらに，寺尾ら(Terao, Mizuno et al. 2006)の症例は限局された右の側頭頭頂葉病変であったが，やはり歌唱の誤りは音高に限られ，リズムは保たれていた(リズムの詳細については，文献には記載されていないが，寺尾氏との私信で確認されている)。ピチリリの症例は左利きであったことからも半球優位性が逆転していると考えられるが，それを含めても，音の高さを誤るために歌が歌えなくなった症例の損傷部位は，非優位半球に限局するようである。

もう1つのグループは，音高だけではなくリズムの表現も障害されているグループであるが(Confavreux, Croisile et al. 1992 ; Polk and Kertesz 1993)，コンファヴルーら(Confavreux, Croisile et al. 1992)が報告した症例は病変が左半球にも広がり，ポルクら(Polk and Kertesz 1993)が報告した

症例は両手利きで，さらに両者の病因は変性疾患であった。そのため病巣の限局性についても論究することが難しい状態である。したがって，少なくとも歌を歌うことの障害についていえば，障害は非優位半球である右半球で生じ，かつその特徴は音高に限られるようである。リズムの表現の障害とは独立しているといえる。

奏でることができない

楽器の演奏ができないことを症状とする楽器の失音楽は，報告そのものが非常に少なく，十分な検討もなされてきていない。報告が少ない理由の1つは，おそらく演奏できる人の数が相対的に少ないためであろう。前述したように正規の教育を受けなくとも多くの人が歌えるのに対して，楽器を演奏できるようになるためには一定の教育を必要とし，習熟するまでに多くの時間を要する。そのため，おのずと演奏できる人が限られてくるし，結果として，失語もなく歌も歌え楽器の演奏のみが困難な，いわゆる純粋例が生じる確率も低くなるであろう。やはり純粋に楽器の演奏のみが障害された症例が報告されないかぎり，楽器演奏の機序にまで言及することはできない。このように純粋例がまれなことが，楽器の失音楽の議論が深まらない原因であろう。たとえば，ボテツら(Botez and Wertheim 1959)のアコーディオン奏者，武田ら(武田，坂東ら 1990)の三味線の先生，ピチリリら(Piccirilli, Sciarma et al. 2000)のアマチュアのギター奏者はすべて歌唱の障害を伴った楽器の失音楽であったし，歌唱は良好で楽器の演奏のみが障害されたマクファーランドら(McFarland and Fortin 1982)のオルガン奏者はリズム障害を特徴とした特異なものであり，演奏能力の独自性を主張するに足るものではなかった。ラヴェルもまた作曲だけではなく楽器の演奏も困難となっていたが，あらためて楽器の失音楽と呼ばなくとも失行で説明できるものであった。次に例示するO氏もそのような例である。

O氏は69歳の男性で本職は工務店の経営だが，趣味でクラッシックギターを演奏し，教室で指導することもあったそうである。数年前より喚語困難を示し，徐々に行為の障害も認めるようになり，最近では構成失行のほか，左手の肢節運動失行，運動開始困難などを認めている。ギターの演奏もままならないということで，ご自宅に伺って演奏する場面に立ち会わせてもらったが，右手ではタイミングに合わせて弦を弾くことができるのだが，左手でギターのフレットを適切なパターンに押さえるのがままならない様子であった。おそらく肢節運動失行が影響していると思われる。MRIでは大脳基底核や白質にびまん性の高信号域を認め，特に半卵円中心の白質の変化が明らかでSPECT(single photon emission computed tomography，単一光子放射コンピュータ断層撮影)では頭頂葉と側頭葉下部の血流の低下が明らかであった。

　O氏の喚語困難は重篤で，日常的にも何か話そうとするたびに発話が滞っていたが，実際の物品などを目の前にすると，それらの呼称は良好であった。行為の障害は日常的にも顕著で，ハサミを使って線に沿って切り取ろうとしても，線を無視して切り進めてしまう始末であった。ちなみにハサミで線に沿って切る能力は，前頭葉がほとんど関与しないのかもしれない。前頭葉が著明に萎縮した前頭側頭葉変性症の患者では実に見事に切り絵ができるのであるから(Midorikawa and Kawamura 2010)。

　一方でO氏が道に迷うことはまれで，数キロ離れたショッピングセンターまで自転車に乗って1人で買い物をすることも可能であったし，2, 3日前にあった出来事だけではなく，1か月前に筆者が訪問したことも覚えていてくれた。また自分が話すことが苦手でイライラしてしまうことなどをよく認識していたし，訪問したときには以前に自分が描いた絵をお土産に渡してくれるというように他人に対する配慮も良好であった。

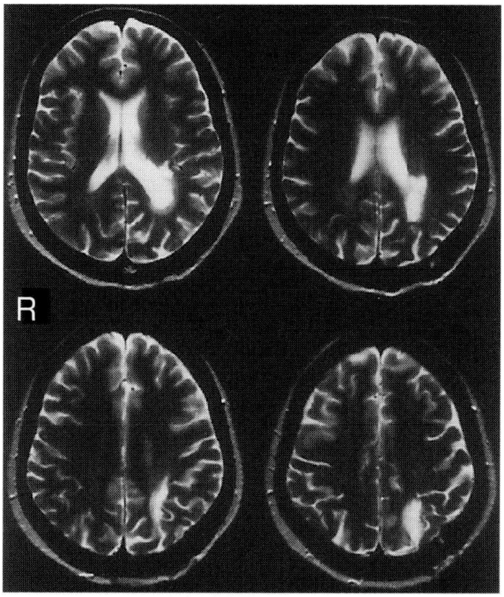

図9 W氏のMRI画像

　ピアノ教師のW氏は，左側脳室の髄膜腫を摘出するために，左の頭頂葉から深部白質が広汎に損傷された方である(図9)。後述するように楽譜の書きが障害されたほか(Midorikawa and Kawamura 2000)，演奏面でも障害が顕著であった。W氏は神経学的にも障害を認め，右視野の障害と右手に視覚性運動失調と呼ばれる手を周辺視野の適切な位置に到達させることが困難な症状があった。このような障害が演奏面にも影響し，鍵盤を弾くときに右手が正確な位置に届かないため，演奏も困難となり，以降はほとんどピアノを弾かなくなってしまったそうである。

楽器による違い

　楽器の演奏に関する失音楽が注目されてこなかったもう1つの理由は，楽器によって失音楽の機序が異なるため，統一的な理解が困難な点が挙げられる。鍵盤楽器であればキーを押し間違えないかぎり，音程の誤りが生

じることはないが，三味線やヴァイオリン，管楽器ではトロンボーンなどもそうだが，指やスライドの位置がミリ単位でずれただけで音程が狂ってしまう。このように非鍵盤楽器の多くでは，音程を作り上げるのは演奏者の側であり，それだけ音程の誤りが生じやすい。また，ピアノやヴァイオリンなどは右手と左手の協調運動が必要であるが，トランペットやトロンボーンなどは（まれに左手も関与するが）必要なのは主に右手である。一方でトランペットと同じピストン楽器でもフレンチホルンは，ピストンの操作は左手で行い，右手はベルの中にあり，音程の調整を行っている。このように楽器によって音の高さを異なった手で操作しているのであるから，両半球の関わりも楽器によって異なると思われる。また，運動表出として見ただけでも楽器ごとに演奏の過程が異なっているため，歌唱能力とは独立にかつ演奏全般に関わる共通の過程というものがあったとしても，特定の楽器の演奏の障害からそれらを分離することは困難であり，そのためさまざまな楽器の演奏に共通する演奏中枢なるものを見出すことも困難であろう。

𝄞 コラム④　金管楽器

トランペット

　オーケストラの金管楽器の花形といえばこのトランペットである。クラリネットやフルートは多くのキーがあるのに，トランペットは3つのバルブを押すだけで単純そうに見えるかもしれない。しかしよく見ると左手の薬指も音の高さの調節に参加しているのである。さらに目に見えないところでも音程の微調整を行っている。金管楽器は口唇の振動が音の出所であるが，口唇の締め具合を変えたり，息の量や速さを変えることでも音程を変えることができる。動きの量としては非常に少ないように見えるかもしれないが，このように手先だけではなく，体のさまざまな部分の共同作業によって音ができあがっているのである。

　トランペットの演奏上のもう1つの特徴は，奏者はさまざまな指使いで，さまざまな楽譜を読まなくてはいけないという点である。少なくともトラン

ペットの奏者は複数の音の高さが異なる楽器を演奏するため，楽譜の特定の音を出すためにも，それぞれの楽器で異なった指使いが要求される。さらに作曲者は求めた音色の楽器に応じてさまざまな高さで楽譜が書かれているため，楽譜によってドレミの位置が変わっている。そのため奏者は，常に頭の中でドレミの変換を強いられているのである。外からはわからないかもしれないが，トランペットの奏者はこのような作業を行っている。

トロンボーン

　トロンボーンの最大の特徴は，長いスライドを伸び縮みさせながら音の高さを調整している点である。そのため初めの頃は音の高さを決めるのに苦労するが，慣れてくると自由に音の高さを決めることができる。このことは和音を合わせるときに有利に働いている。たとえばドミソの和音を奏でるときには，ソの音を少し高くし，ミの音を少し低くすると，よく響く和音となるが（これを純正ハーモニーという），トロンボーンではスムーズにそのような和音を作り出すことができ，実際，オーケストラの中でもコラールを担当することが少なくない。

ホルン

　金管楽器のなかで最も難しい楽器，最もデリケートな楽器といわれている。その理由の1つが，管の長さに比べて担当する音域が高いために倍音が近く，ちょっとした拍子に音が転んでしまうからである。また，ホルン奏者に理論派が多いのもその一因なのかもしれない。

　また，モーツアルトの時代は，ナチュラルホルンが用いられていた。ナチュラルホルンにはバルブがなく，倍音しか出すことができないが，ゲシュトップ奏法という右手でベルの中に手を差し込む演奏法で途中の音を出すことも可能である。このような時代には，楽曲の調ごとに楽器の長さを変更する必要があり，楽譜もさまざまな調が用意されているが，バルブが開発されてからは楽器を変更する必要がなくなった。しかし昔の名残りで，トランペットと同様にさまざまな調の楽譜に対応しなくてはならない。

楽器と道具使用

　これまで見てきたように，歌唱については音楽と言語のあいだに解離が

あり，音楽は右半球の機能に依存していることが明らかであった。しかしその詳細について多くは不明である。少なくとも言語ほど機能的な局在がなされていないようだが，言語機能と音楽機能が解離するという事実，すなわち，ある機能がその他の機能から独立しているという事実から推測すると，進化的にも両者が異なった生態学的な意味をもっていると思われる。

一方，楽器の演奏について見てみると，O氏の例からもわかるように，道具の使用と楽器の演奏とのあいだに解離は認められないようである。このことより，楽器の演奏は道具の使用と共通の基盤を利用していると思われる。歌唱が言語とは異なった進化的な意味合いがあったとすると，楽器の演奏に特化した基盤というのはなく，音楽の表現をするために，道具と共通の基盤を借用しているといってもよいのかもしれない。実際に，歌唱と楽器の演奏に関しては，三味線の先生で歌とともに演奏もできなくなってしまった例にもみられるように，症例の多くが両方の障害を合併していたことから，歌唱や演奏などの形態にかかわらず，音楽表現に共通のメカニズムがあると思われる。

B. 音楽を聴く

音楽を聴くメカニズム

音楽と脳の関係については，「歌うこと」と同様に「聴くこと」に関しても古くから関心がもたれてきた。ただ，歌唱能力については，アミタールソーダなどの特殊な方法を除いて，損傷例以外で機能の局在を論議することが長いあいだ困難であったのに対して，聴取能力に関しては早くから実験的な手法が確立され，損傷例以外にも多くの検討がなされてきた。そのようななかで今日まで広く用いられている手法の1つが，両耳分離聴検査(dichotic listening test ; DLT)である。

両耳分離聴法とは，異なる聴覚的な素材を被験者に同時に聞かせ，何を聞いたか答えることを求める手法である。健常者でも成績の左右差があ

り，右利きの被験者では言語的な素材を用いると，両方の素材を報告することは可能であるが，左に比べ右耳に提示された素材をより多く報告する傾向がある（右耳優位，right-ear advantage；REA）。一方，脳梁離断患者では，両耳に提示すると，言語的な素材であれば，右耳へ提示された刺激のみ報告し，左耳へ提示された刺激を無視する「左耳の消去現象」が知られている。これらの傾向は，言語機能に関する大脳半球の優位性を反映すると考えられている。

N氏は脳梁の神経線維が脱髄するマルキアファーヴァ・ビニャミ病と呼ばれる病気によって，左右の大脳半球を連絡する脳梁が選択的に欠損した患者である。N氏に数字を用いた両耳分離聴検査を実施すると，左耳4/90正答，右耳76/90正答というように著しい左耳の消去現象を認めた。この検査は，500ミリ秒ごとに3つの数字を左右の耳に別々に聞かせ，直後に聞こえてきた数字を口頭で報告させるものであるが，左耳が聞こえないわけではないが，脳梁が離断しているために，左耳からの情報が右脳までは到達するが，そこから先に伝達されないために，数字（言語）として認識されなくなってしまうのである（図10）。同じような現象は視覚情報でも確認されており，左右の視野に瞬間的に文字を提示すると，右視野の文字はそのまま左半球に

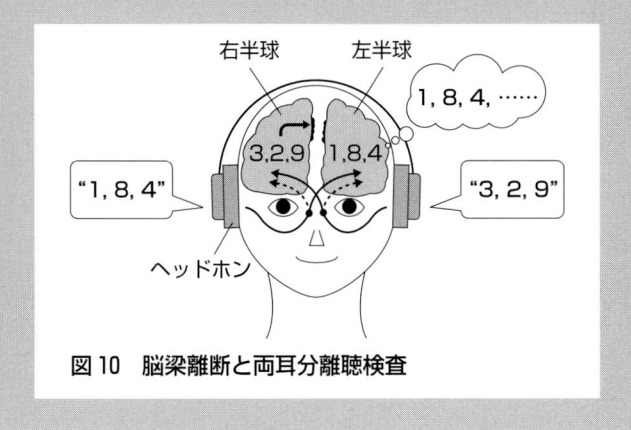

図10　脳梁離断と両耳分離聴検査

> 達し，言語処理がなされるのに対して，左視野の文字は右半球までは達するが，やはり脳梁を経由することができないため，言語化されずに結果として無視される左視野の失読と呼ばれる現象が生じる．N氏の場合，左視野は 1/30 正答であったのに対して，右視野は 28/30 と明らかに成績の差が認められていた．また不思議なことに，脳梁離断の患者のなかには，読めなかった左視野の文字を読めないとは言わず，誤った文字を読み上げることがある．たとえば左視野に「ほ」という文字が瞬間提示されると，一瞬「ほ」と口走るが即座に「そ」と言い換え，確認すると「ほ」が見えたという認識もなければ，直後に自分が「ほ」を読み上げた認識もないのである．

　この手法を用いた音楽に関する最も初期の研究は，キムラ（Kimura 1964）の研究である．音楽の専門家ではない一般の人を対象とした検討で，言語刺激（数字）を両耳に聴かせた場合，左耳の正答率が 90% であったのに対し，右耳の正答率は 94% と右耳優位性（左半球優位）を示し，音楽刺激（旋律）を両耳に聴かせた場合には，左耳の正答率が 75% であったのに対し，右耳の正答率は低く，63% と左耳優位（右半球優位）を示した．すなわち言語機能が左半球処理であるのに対して，音楽機能は右半球処理ということである．先に述べた音楽の表出能力は右半球という結果とも合致するものであった．

コラム⑤　旋律

　目の前のオーケストラからある旋律が聞こえてきたら，どこかのパートが旋律を奏でているに違いない．誰でもそう思うであろう．中学生か高校生の頃にチャイコフスキーの交響曲第 6 番「悲愴」を聴きながら手元のスコアで追いかけていたときに，4 楽章の冒頭がどうも納得がいかなかったことがある．耳から聞こえてくるのは弦楽器の下向型の旋律であるが，そのような形をしたパートはどこにも見つからなかったのである．

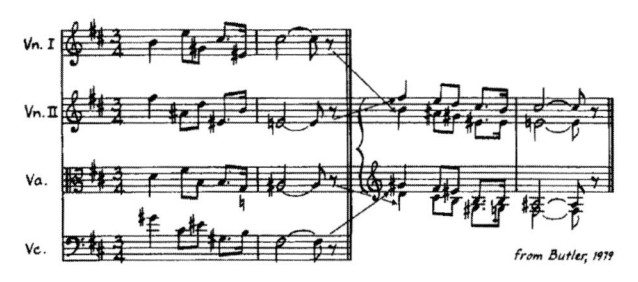

図A チャイコフスキー 悲愴 最終楽章の冒頭

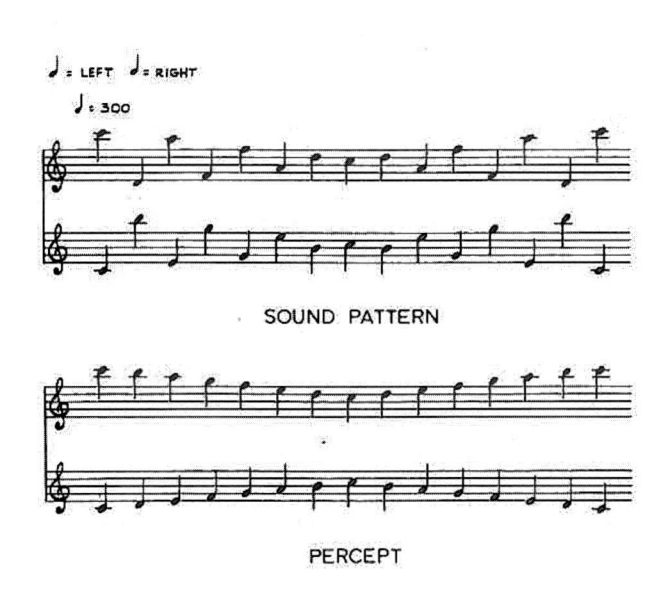

図B Duetsch 1974 の図

　のちにわかったことであるが，第1ヴァイオリンと第2ヴァイオリンが交互に旋律を弾いていたのである．それぞれを見ているとガタガタと上下に音が動いているが(**図A**)，両方を合わせると不思議と旋律と伴奏ができあがる．さらに面白いことに，右耳と左耳を交互に提示しても(**図B**上)，右側と左側それぞれ音階がまとまって聞こえてくる(**図B**下)．これらは音階の錯覚(scale illusion)と呼ばれている(Duetsch 1974)．

処理方略

　このように言語機能が左半球，音楽機能が右半球という比較的シンプルな枠組みに対して，新たな枠組みがビヴァーらによって示され(Bever and Chiarello 1974)，その後の研究の流れにも影響を与えている。ビヴァーらが新たに取り入れた枠組みは，「処理方略」と「経験」の2つの視点である。処理方略とは聞き慣れないかもしれないが，音楽を聴くときのスタイルや態度，注意の振り向け方といってもよいかもしれない。たとえば趣味でオーボエを吹いている人が，オーケストラの曲を聴く場合，いくつかの楽器が重なっていて，知らない人であれば見分けがつかないであろうが，自分が吹いた経験があるよく知っている曲であれば，埋もれた音のなかからであってもオーボエだけに注意を向けることができるであろう。このように特定のパートに関心を向けて曲を聴いている場合と，楽器の経験がなく初めての曲を聴く場合では，耳に入る物理的な刺激としては同じであるが，両者が同じものを聴いているとはいえないであろう。このように聴き方や注意の向け方は人それぞれなのである。このような違いを認知心理学的には処理方略と呼んでいる。

　ビヴァーらは，このような聴き方が経験によって異なり，さらに左右の半球の使い方そのものが異なっていることを初めて明らかにした。実験では，音楽経験が3年以下の被験者と，専門家ではないが音楽経験が少なくとも4年以上で現在も演奏もしくは歌唱活動をしている被験者に分け，両耳分離聴法で音の系列の再認課題を実施した。その結果，音楽経験が豊富な被験者では右耳優位(右57%正答，左44%正答)，音楽経験が豊富ではない被験者は左耳優位(右36%正答，左54%正答)の結果を示していた。すなわち音楽経験が豊富になるに従って被験者は，左半球による分析的な聴き方に変化するのではないかと考えた。

　分析的処理とは，たとえば顔の認識であれば，目や鼻や口があり，それぞれ「細い目」，「まん丸な目」，「団子っ鼻」，「鼻筋が通っている」，「タラコ唇」，「おちょぼ口」などパーツに分けて分析することが可能であり，このようなパーツ情報を合わせて，人物を同定することもできるであろう。

しかし多くの人々はそのような部分に着目した記述だけではなく，顔全体を判断して，その人物を同定したり，その人の状況を判断することが可能である。たとえば眉毛が逆ハの字になって目もつり上がっているような人を見れば，すぐに「怒っている」と判断できるであろう。このような全体に注意を向けて判断処理することを全体的処理という。

このような処理方略の違いと左右半球の関わりの違いについては，その後もペレツ(Peretz 1990)やリエジュワ・ショーヴェルら(Liégeois-Chauvel, Peretz et al. 1998)，シュパートら(Schuppert, Munte et al. 2000)によって検討されており，音楽の属性によって処理方略や半球優位性が異なると考えられている。

たとえばカナダの神経科学者のペレツ(Peretz 1990)は，曲を音の高さの次元と時間の次元に分け，それぞれに対して分析的処理や全体的処理の視点から次のように検討している。まず音の高さは，曲の輪郭と音高の2つに分けられる。曲の輪郭とは，楽譜に書くとわかりやすいと思うが(図11)，個々の音は異なっていても，音の上がり下がりのパターンとして表

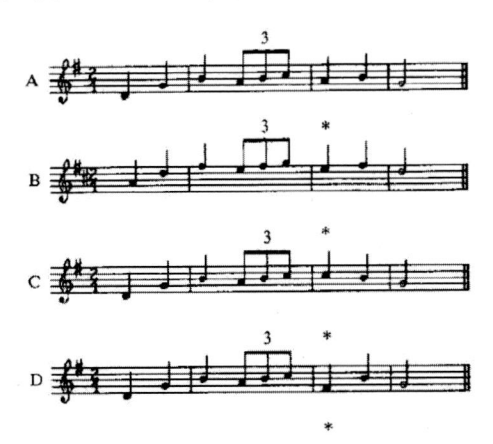

図11　旋律の輪郭の例(Peretz 1990)
A：最初の旋律。B：転調しているが輪郭も相対的な音の高さも保たれている。C：輪郭が異なって音の高さも変化している。D：輪郭を保って音の高さのみが変化している。

現できる。たとえば「ド・ミ・レ」と「ド・ファ・レ」はともに2つ目の音が1つ目よりも高く，3つ目の音が2つ目の音より低いと表現することができる。このような曲の輪郭を捉える能力は全体的処理と考えられている。一方で，「ド・ミ・レ」と「ド・ファ・レ」を比較すると，2つ目の音の高さが異なっている。このような判断をする能力を分析的な処理と考えられている。ペレツらが実際に用いたのは次のような課題である。輪郭判断課題は，Aの3小節目の最初の音はラの音，2つ目は2度上がったシの音というように右肩上がりの形となっている。Dも3小節目の最初の音は♯ファで，Aとは音は異なっているが，2つ目の音とは同じく右肩上がりの形となっている。このようなAとDの関係は，音高は異なるが輪郭が同一の関係ということになる。一方でCは3小節目の最初の音はドの音で，次の音は半音下がったシの音であるから，右肩下がりということで，音高と輪郭がともに異なった関係である。このような課題を用いて弁別課題を実施したところ，右半球病変の患者では音高と輪郭を用いた判断がともに困難になるのに対し，左半球病変では音高の判断のみの障害であった。

𝄞 コラム⑥　拍子

拍子と類似した概念にリズムがあり，両者は混同されることが多い。拍子に合わせて踊れなかったときに「あの人はリズム感が悪い」と表現することもあれば，舞踏で用いられる3拍子のことを「ワルツのリズムで」と表現することもある。しかし語源から見ると両者はまったく異なったものである。クラーゲス（Klages 1944）によると，拍子（takt）は，ラテン語の tangere〔触れる，突く，叩く〕に由来し，もともとは弦を一様に叩くこと，あるいは弾くことの意味であり，一方，リズム（rhythmus）はギリシア語の rheein〔流れる〕に由来する。同様に，クラーゲスは現象学的な立場からも，リズムと拍子を次のように分けている。

「リズムは一生物として，もちろん人間も関与している──般的生命

現象であり，拍子はそれに対して人間のなす働きである．リズムは，拍子が完全に欠けていても，きわめて完成された形で現れうるが，拍子はそれに対してリズムの共同なくして現れ得ない」(p. 21)．

クラーゲスはこのような主張の根拠として，拍子の仮現性を挙げている．

「おのおの 1/3 秒の時間間隔をおいて，常に同じ強度で，金属製の台の上を機械的に動くハンマーで叩くとき，個々の打音の系列としてではなく，2 音に分節した，しかも通例トロヘーウス（強弱）の音群として聞こえるように思う．したがって，聴き手は音系列のなかに，客観的にはまったく存在しないもの，すなわち強弱の周期的交替を聴き取る．このことがそれぞれ隣接する 2 音を群として補足することを可能にする」(p. 15)．
さらに「拍子が同一者の反復だとするならば，リズムは類似者の再帰だといわねばならない．さてまた，類似者の再帰は，過ぎ去ったものとの関係において，その過ぎ去ったものの更新を表すので，端的に『拍子は反復し，リズムは更新する』ということができる」(p. 57)

このように，リズムと拍子の相違点を示している．

リズムと拍子

時間の次元に関しては図 12 に示すような，拍子（2 拍子か 3 拍子か）とリズムパターンの違いを判断させる課題を実施している．ここでは，拍子の判断が全体的処理を，リズムパターンの分析が分析的処理を必要とすると考えられているが，これらに関しては左右で明らかな違いは見出されていない．

ペレツの研究を発展させ，病巣が明確な患者を対象としたリエジュワ・ショーヴェルらの研究では，旋律の処理における上側頭回（特に後方領域）が重要であることを見出し，拍子とリズムパターンの弁別は，左右差は明らかではなかったが異なった神経機構，すなわち上側頭回の前方部が拍子

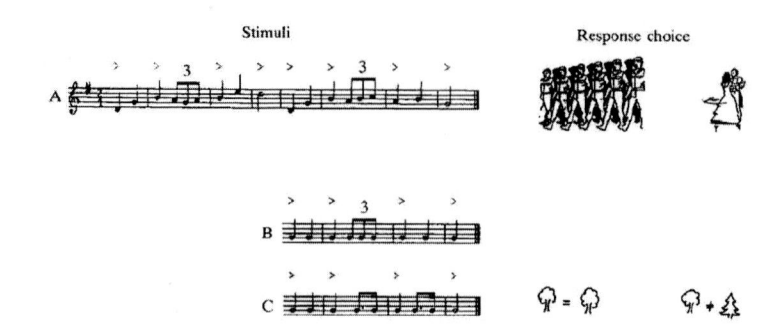

図12 リズム判断と拍子判断の課題例(Peretz 1990)
A：拍子判断課題に用いた旋律。B：Aのリズムのみを抽出し，ターゲットとして用いた刺激。C：リズム課題での比較刺激。それぞれ右側のシンボルは選択の際に用いたものである。

の判断に重要であることを明らかにした(Liégeois-Chauvel, Peretz et al. 1998)。

　左半球が分析的，右半球が全体的という枠組みは非常にわかりやすいが，音楽でそのような関係を見出すことができなかったため，リエジュワ・ショーヴェルやペレツたちは，処理の階層性を提案している。すなわち音楽を聴くときには，まず低次な処理を経てから，より高次な処理に至るというものである。ペレツらが考えたのは，全体的な処理は分析的な処理の下位に位置するという仮説である。このような仮説が提唱された理由は，左半球病変では部分処理の障害しか生じなかったのに対して，右半球病変は部分処理と全体的処理の両方が生じたためである。

　急性期の患者を対象にペレツらと同様の検討を行ったシュパートら(Schuppert, Munte et al. 2000)は，左半球損傷の患者においても輪郭の処理が障害されることが示されているが，右半球損傷の患者が音高と輪郭の両方が障害されることから，同じ2段階の処理であっても，まず右半球の全体的な処理が先行し，のちに左半球の分析的な処理が行われると仮定している。

音楽を聴くことができない―受容性失音楽

　日本を代表する神経心理学に関する学会は，「日本神経心理学会」と「日本高次脳機能障害学会(旧日本失語症学会)」であろう。しかし近年の発表を概観しても失語，失行，失認や記憶障害に関する症例の報告は多いが，失音楽について報告されることは非常にまれであり，毎年1つか2つの演題があるかないかである。しかしこのように報告が少ないことは患者が少ないことを意味しているわけではない。たとえば20名の脳損傷患者の音楽能力を検討したシュパート(Schuppert, Munte et al. 2000)らの検討では，右病変患者の62.5%，左病変患者の75%に音楽能力の低下を見出している。このことからも失音楽は決してまれな症状ではないことが明らかである。このように報告例の数と実像が解離する理由として，先に先天性失音楽を学習障害として捉えることができるものの，その他の障害に比較して問題視されていないことを指摘したが，ここでも同様のことがいえるかもしれない。すなわち，記憶や言語機能が障害されたら，本人もその家族も日常生活においてたいへん困ることになるが，音楽が障害されたとしても，(少なくとも現代社会においては)それほど困らないためなのだろう。もう1つの理由は，音楽能力を検討するためには，対象と人が音楽の専門家でなくてはいけないと(われわれ臨床に携わっている者が)思い込んでいるからではないだろうか。楽譜を読んだり書いたり，楽器を演奏したりすることは非常に限られた人々の能力だが，歌ったり曲を聴いたりすることは，誰でもできる能力のはずである。

　なお，シュパートらは，多くの患者で音楽の障害が見出されたと結論づけているが，これらの患者は音楽の情動的な経験までも変容したわけではないとも記載されている。すなわち，ウィリアムズ症候群の特徴として述べた音楽の表現能力は優れているが音楽に関する認知課題の成績が低いという表現と認知のあいだに認められた解離のように，シュパートらが見出した患者たちも，失われているのは音楽の認知的，すなわち音楽を記憶したり比較したりする能力であって，本質的な部分は失われないのである。

　音楽を聴くことの障害が受容性失音楽であるが，その障害のパターンは

一様ではない。一口に音楽を聴くといっても，そのなかには音色やリズム，メロディやハーモニー，そして音楽にまつわる情動など多様な情報が含まれている。受容性失音楽の患者のなかには，これらが複合的に障害されることもあれば，個別に障害されうることが知られている。

重度の失語症の患者でも上手に歌うことができるように，表現については言語と音楽はそれぞれ独立した能力であることが明らかであったが，聴くことに関しても音楽と言語とは独立の神経機構の存在が示唆されている。

音楽認知の障害

まず，言語理解が保たれ音楽認知が障害された症例から紹介する。ちなみにこのような症例を検討しようとするのは，もともと音楽への関心が高い研究者らであった。カナダのペレツはクラシックギター奏者でもあり，損傷例を中心に数多くの研究をし，三重大学の佐藤は音楽大学でトロンボーンを専攻していた経歴の持ち主で，症例だけではなくイメージングにおいても音楽認知に関する多くの研究を行っている。

ペレツら(Peretz, Kolinsky et al. 1994)が報告した2例は，ともに両側の側頭葉を中心とした病変で，言語的な理解は良好であった。しかし既知の曲を理解することが困難であった。ただし，言語の理解面が完全に保たれていたわけではなく，韻律(プロソディ)の受容は障害[7]されていた。佐藤ら(Satoh, Takeda et al. 2005)は両側の側頭葉の前方部の損傷によって和音の認知と曲の既知感が障害された症例を報告している。この患者は70歳の右利きの女性で，知っているはずの曲を聴いても，それが初めて聴くように感じたそうである。ただし知っている曲であれば歌うことも可能であったし，曲名を言うと，それに対しては懐かしい気持ちが喚起されたそ

---

[7] 韻律の障害：話し言葉で情動に関係する情報を伝える声の調子を調律するプロソディが失われること。少なくとも右利きの場合，左半球の損傷では失語による言語の意味の障害が，右半球の損傷ではプロソディの障害が起こる（神経心理学事典より）。

うだから，障害は入力に限られていたのであろう．また，単音やリズム，拍子の弁別は良好であったのに対して，和音を対呈示して，それらが同じかどうか判断させると著しく低い成績であった．

音楽認知の多様性

　一方，言語的な理解が障害され音楽の認知が保たれた症例として，田中ら(Tanaka, Yamadori et al. 1987)の報告がある．両側の側頭頭頂葉損傷によって語聾と各種の失音楽を示した患者で，表出面では，電子オルガンの演奏は可能であったが，歌唱が重度に障害され，その障害は音高とリズムの両方にみられた．一方で，受容面では音高やリズムなどの音要素的な判断は障害されていたが，曲の判断は比較的良好であった．このことからも楽曲の認知は，個々の音の認知の積み重ねではなく，また，その認知とは解離した過程と考えられる．

　ペレツら(1994)が報告した症例は両側病変であったが，メロディの認識の障害は一側の側頭葉病変によっても生じることが知られている．たとえば，口頭表出性失音楽で紹介した武田ら(武田，坂東ら 1990)や寺尾ら(Terao, Mizuno et al. 2006)の症例は，右側頭葉の病変で歌唱で音高の障害を示すだけではなく，受容面でも音高の弁別や音色の認知などの要素的な障害を伴っていたが，曲の同定は可能であった．また，右の側頭頭頂葉病変では音楽の要素的な認知の障害がないにもかかわらず音楽を総体として聴くことができなくなり，音楽に関する感情も失われた症例がマッツォーニらによって報告されている(Mazzoni, Moretti et al. 1993)．この症例は24歳のアマチュアのギター奏者の男性で，右の側頭頭頂葉の出血後に次のような内観が記載されている．たとえば，ピアノで弾いた曲に対しては，「自分の感覚は変わってしまった．音はのっぺりとし，もはや三次元的ではなく，2つの平面に乗っかっているだけだ．それになんの感情もわいてこない」と訴えていた．曲が複雑になると症状はより悪化し，「さらに悪いことに，演奏されている楽器の区別はできるが，全体としてまとまって聞こえてこない．ジャズを聴くと，ソリストと伴奏の関係がわから

なくなってしまう」とも訴えていた。

　田中ら，武田ら，寺尾らのそれぞれの症例のように，要素的な音楽認知の能力が障害される一方で，曲としては聴くことが可能なこともあれば，マッツォーニらの症例のように，要素的な認知が保たれているだけでは，音楽を愉しんで聴くことができなくなるという，これらの症例からは，人間の音楽認知の多様性をうかがい知ることもできる。

　左一側性病変でも音楽認知の障害が生じるが症状は一様ではない。最も多く認められる症状は，リズム感覚の障害であり，また音楽の聴覚的な認知とは直接の関わりは少ないが，楽譜の読み書きの障害として生じ，ここでも音楽の認知そのものは失われず保たれていることが多い（Schön, Semenza et al. 2001；Midorikawa, Kawamura et al. 2003；Di Pietro, Laganaro et al. 2004）。

音楽は失われない？

　以上のように，音楽の認知の障害が側頭葉損傷と関連することが示されたが，結果は一様ではなく，左右差ですら言及することが難しい状況であった。また重要なのは，音楽の認知と実際的な能力は必ずしも同一ではないという点である。ウィリアムズ症候群でみられたように，音楽の認知能力に関するテストでは，決して良好な成績を示すことはなくとも，実際に音楽を扱うことは非常に良好であることを述べてきた。またここで示してきた患者の多くも，認知的な課題では多くの症例において成績の低下が認められたが，音楽を実際に楽しんだり，表現することは可能であった。このように実際的な能力が保たれやすいという点は重要である。すなわち音楽が失われることと，音楽に関する認知的な能力が失われることは別に考えるべきである。しかし筆者の過去の文献も含めて，これらを同一に扱い，音楽の認知的な能力が失われたことを，音楽が失われたこととみなしていた。おそらく音楽に関する認知的な能力は脳の損傷によって障害を受けやすいが，音楽が失われることはまれであり，音楽は思いのほか頑健なのかもしれない。このような音楽に関する神経系が頑健な点については，

サックス(Sacks 2007)も述べており，ニーチェを引き合いに出して，「神経性梅毒のせいで口がきけなくなり，認知症になり，部分的に体が麻痺したあともずっと，ピアノで即興演奏を続けた」そうだ。

　認知的な能力と実際の運用能力を分ける意義は次のようにも考えたらどうだろうか。これは極端なたとえかもしれないが，サヴァン症候群のなかには，知的には非常に低い状態であるが，すばらしい演奏能力を示す人々がいる。もし，そのような人々に認知課題を実施したらどのような結果を示すのであろうか。もしそこで低い値を示したからといって，その人々の音楽能力を否定することになるだろうか。このような意味でも，音楽の認知課題で示される能力が，真の音楽能力を反映しているかどうかは，疑問をもたざるを得ない。

C. 音が話しかける

　ある種の人々は，音を聞くと言葉(ただし「ドレミ」などの音名に限られている)が聞こえてくるそうである。日常生活で困らない程度にうまくコントロールできる人もいるようだが，人によっては音を聞くたびに言語として頭の中に飛び込んでくるために，音を避けながら生活する人もいるほどである。これまで述べてきた抑揚とリズムが「音楽と言語」に共通する機能であり，「音楽と言語」の関係を考えるうえでの窓となるとすると，この絶対音感も「音楽と言語」を考えるうえでの窓となる。

絶対音感とは

　外界に存在する音には無数の周波数(音の高さ)が存在するが，絶対音感(absolute pitch/perfect pitch)をもつ人々は，無数に存在する周波数の中から，手掛かりなしに特定の周波数を認知できる人々であるといえる。正確には「ある音が単独に与えられたとき，それを他の音に音程的に関係づけずに，それ自身として聴いて，しかもその音の音名を正しく名指すこと」(音楽之友社，新音楽辞典)と定義されている。

たとえば，誰かがピアノの鍵盤で音を鳴らし，それを聴いてドレミなどの「音名」が答えられる能力が基本的な能力である．さらに自分の楽器で同じ音を再現したり，複数の音を同時的，継時的に聴かせた場合にも判断が可能であったり，言われた音名に対応する音を歌唱で再現できる能力もまた絶対音感の能力である．類似の概念として相対音感（relative pitch）があるが，絶対音感が基準音なしに音を判断したり歌唱したりする能力であるのに対し，相対音感はある音を基準にして，それとの音の高さの差（音程）を識別したり歌唱したりする能力である（Révész 1954）．絶対音感能力が確立している場合には，何のヒントもなしに提示された音の音名を答えることができるのに対し，相対音感のみが確立されている場合には，最初の音の音名が教えられてはじめて，それ以降の音名を答えることができるようになる．すなわち絶対音感をもっていないからといって，相対音感をもっているということではなく，相対音感ももっていないこともあるのである．

　絶対音感は単一の能力ではなく，いくつかの段階に分けられている．楽器の種類にかかわらず，どのような音色でもどのような音域でも識別できる絶対音感もあれば，特定の範囲の音や，特定の楽器の音色に特化した絶対音感もある（Révész 1954）．ピアノは音の高さによって異なった音色をしており，この音色を手掛かりにすることができるため，ピアノ音の判断は容易であり，そのため，ピアノ音に限った絶対音感（absolute piano）もある（Ward 1999）．

　絶対音感をもたない者にとっては，絶対音感が何か神秘的なもののように受け止められているが，その能力をもつことの功罪や是非に関してはさまざまな意見が述べられている（最相 1998）．たとえば絶対音感をもっている人の日常を最相は次のように記述している．

　　歌詞がある曲の場合でも，歌声が他の楽器と同じように音色として聞こえてくるだけなんです．ずっとあとになって，ああ，みんなは音名よりも歌詞が聞こえてるらしいなと気づきました．歌の内容なん

て，その気になって一生懸命聴かないと頭に入ってこない．自分で歌うときももちろん歌詞を歌いますけど，あたかもドレミを歌うように歌っているだけ．そういえば，子どもの頃から，歌を聴いて感動するということはあまりなかったような気がします．音はただ無機的に蓄積されるだけ…

さらにこの人物は，家で聴いたクラシック，ピアノ教室で習った練習曲，音楽という音楽が意識せずとも頭の中でドレミで奏でられていたそうである．ジャズピアニストの大西順子は，BGM を聴きながらだと音楽に意識が向いてしまうために，本や漫画を読んだりすることができなかったそうである(最相 1998)．

多くの人は絶対音感をもっている人を神秘的に，あるいは羨望のまなざしで見ているようだが，絶対音感をもつすべての人ではないが，このような苦労の多い日常を過ごしている人もいるのである．

また絶対音感は，ピアノやオルガンなどの鍵盤楽器に都合がよいような音の高さの規則性(この規則性を音律というが，ピアノなどで用いられている音律[8]は平均律である)の学習であるが，地域や時代によって無数の音階が存在し，それとともにさまざまな音程関係(音律)も存在する．そのため世の中には，ピアノの音で表せない高さの音を用いた音楽が多数存在することになるが，絶対音感をもった人にとって，そのような音楽は受け容れがたいものとなる．また，オーケストラによっては基準となる音の高さそのものが違っていることもあれば，オーケストラのそのときのコンディションによって，音の高さが上がり下がりすることもある．たとえば

---

[8] 音律：音楽で使う音程関係を音響学的，数学的に規定したもの．これに応じて楽器の音高を決定することを調律という．この音律では，各音の絶対音高ではなく，相対音高が基礎となるので，音の振動数(ヘルツ)そのものではなく，振動数による比率が問題になる(新音楽辞典)．古くは古代ギリシア時代に考え出されたピタゴラス音律があり，数学的な比の組合せで作り出された音律である．その後，和音をきれいに響かせるために開発された純正律や，オクターブを均等に 12 等分することで作られた十二平均律が登場し，鍵盤楽器の発展とともに広く用いられることとなった．

ソリストが他の基準を受け付けないような絶対音感をもっている場合には，そのようなオーケストラとの競演などは不可能となる．

> ### 🎼 コラム⑦　基準音
>
> 　オーケストラのチューニングの風景を見たことがあるだろうか．オーボエの音に合わせてオーケストラ全体のラの音を合わせるのが通例となっているが，次の堀内(1977)の記述にあるように，この基準の音は時代とともに変化している．
>
> > 　これは少し技術的なことになるけれどついでに書いておくが，明治40年に，陸海軍の楽器の標準音高が変わって，それまで「イ」音(著者注ラ音)が1秒450振動以上であったものがこの時分に国際標準高の435振動に改められた．東京音楽学校に現存するパイプオルガンはこの古いほうの音高によっているので管弦楽ともピアノとも音が合わない．現に音楽学校は435，陸軍軍楽隊では440，日本交響楽団(著者注：NHK交響楽団の前身)では444を標準とし，一般のピアノやオルガンや吹奏楽器は440，放送局の時報の高さも440になっている．海軍軍楽隊では明治19年にエッケルトの主唱で435の音高の楽器を40人分取り寄せたが誰も使わなくて払い下げてしまい，そのときエッケルト(著者注：明治12年にドイツから海軍軍楽隊に招かれた雇教師で，「君が代」の吹奏楽版の編曲者でもある)は『今に全部この高さになるのだよ』と言った〔池田辰五郎氏談〕ということである．

絶対音感と遺伝

　欧米では古くから，絶対音感は遺伝的に備わった生得的な能力であるという考え方が主流であった(Henthorn and Deutsch 2007)．絶対音感の学習可能性を示そうとした研究もいくつかあったが，そのほとんどが失敗に終わっていたこともその一因であると思われる(Ward 1999)．

　絶対音感が学習可能か否かという論争は近年まで続いており，最近でもグレガーセンら(Gregersen, Kowalsky et al. 2001)の研究に対して，ドイ

チュら(Henthorn and Deutsch 2007)がコメントを寄せ，さらにそれに反論を寄せる(Gregersen, Kowalsky et al. 2007)という応酬が続き，欧米では遺伝と絶対音感の能力に対する関心が高いことがうかがえる。なお，グレガーセンらが示した遺伝の根拠として，東アジアの人々の絶対音感の保有率の高さを挙げている。音楽学校で専門的に音楽を学んでいる学生の絶対音感の保有率は12.2%であったが，その内訳は，白人では9.0%(834人中75人)が絶対音感を保有しているのに対して，東アジアの学生は47.5%(80人中42人)もの学生が絶対音感を保有していたそうである(Gregersen, Kowalsky et al. 2001)。ちなみに東アジアの学生とは日本人，韓国人，中国人のことで，それぞれ26%，37%，65%という比率であった。ただし彼らが分析のなかで最も重視しているのは，①専門的な教育を開始した年齢と，②固定ド唱法での教育が7歳以前に開始されたこと，の2つの要因であった。特に固定ド唱法での教育は東アジア圏で多く認められていたことからも，グレガーセンらは，遺伝の影響よりは，家族的な凝集性が，結果としてこれらの民族で保有率を高めているのではないかと考察している。

　これらとは異なった方向から絶対音感が遺伝的に規定されるとする説を支持する研究に，ウィリアムズ症候群を対象としたものがある(Lenhoff 2006)。ウィリアムズ症候群の多くの人々が音楽活動に参加しているのに対して，楽譜が読めたり，音名がわかったりする人々が限られているため，正確な実数の把握は難しく，そのためサンプリングの問題は否めないが，レンホフは，音名がわかるウィリアムズ症候群の被験者5名を対象として，絶対音感能力を検討したところ，正答率が97.5%とほぼ天井効果を示していたのに対して，定型発達の絶対音感所持者では84.3%であった(Lenhoff 2006)。また，グレガーセンら(Gregersen, Kowalsky et al. 2001)が明らかにしたように，絶対音感の獲得には，7歳以前までに学習する必要があるが，この5人のウィリアムズ症候群の人々のなかで6歳までに音楽教育を開始した人は1名のみで，その他の人々は平均9歳で開始していることからも，ウィリアムズ症候群の人々が絶対音感を獲得できるのは，定型発達の人々が獲得するのとは異なった機序によることが想定されて

いる。

絶対音感と環境

このように絶対音感が生得的な能力であるという考えが多いなかで，学習の結果であるという考えも古くから存在した。絶対音感が学習の結果であるとする説の1つに学習抑制説がある。すでに20世紀初頭にアブラハム（Abraham）やワット（Watt）が主張した説で，誰もが絶対音感をもつ可能性があるが，その後の経験によって絶対音感を身につけない方向に向かうとする説である（Ward 1999）。近年になって，乳児を対象にした研究が進むにつれて，この説が吹き返しつつある。サフランら（Saffran and Griepentrog 2001）は，音の系列を絶対的な音高として呈示した場合と，相対的な音程関係として呈示した場合とでは，乳児は絶対的な音高に基づく音の系列に親密さを示し，成人は相対的な音の系列に親密さを示したそうである（図13）。このように，乳児と成人とでは異なった基準に基づいて音の系列を判断することを明らかにした。

一方，本邦では古くから絶対音感が学習可能であると考えられてきた。今から70年以上前の昭和の初頭に笈田が12, 13歳までの児童を対象とし（笈田1937），1980年代になると大浦と江口が3歳までの幼児を対象とし（大浦，江口1982），ともに和音を主体とした絶対音感教育を行い，絶対音感の形成可能性を示している。なお，最相によると和音による絶対音感教育の起源は，ピアニストの園田高弘の父である園田清秀が1931（昭和6）年にフランス留学での経験をもとに思いついたものであると記されており（最相1998），笈田の指導書の発刊が1937（昭和12）年であることから，この間に急速に広まったと考えられる。さらにその後の軍国主義の拡大とともに，和音を中心とした絶対音感教育が，拡大していった背景もある。また笈田と大浦らの対象年齢の開きは10年以上もあるが，大浦らは，相対音感のほうが形成されやすく，それが形成される前に絶対音感教育をすることが重要であることを述べていることからも，おそらく昭和初期に比較して，近年の音楽環境が豊かになったために，絶対音感が形成される時期

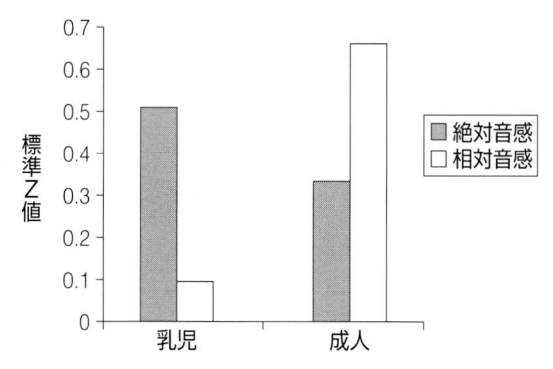

図13 乳児と成人の絶対音感と相対音感に対する親密さの違い
(Saffran and Griepentrog 2001)

が早まっているのかもしれない。

このように絶対音感は学習可能であると考えられるようになってきた。しかしこれに一石を投じるような研究が脳研究から示されている。

絶対音感に関わる脳の領域

古くから左(言語優位)半球の側頭平面(planum temporale)が劣位半球のそれと比較して大きいことが言語機能の解剖学的な根拠であると考えられてきたが(Geschwind and Levitsky 1968),このような違いは音楽家においても認められるようである。

シュラウ(Schlaug, G.)らの検討の結果,音楽家のほうがそうではない人たちに比べて有意に左側の側頭平面が大きく,さらに音楽家のなかで比べると,絶対音感をもつ音楽家は,もたない音楽家に比べて,より左右差が顕著,すなわち左側がより大きい結果であった(Schlaug, Jancke et al. 1995)。なお絶対音感をもたない音楽家と音楽家ではない人々とのあいだには差が認められなかったことから,この左右差が音楽家全般にいえるのではなく,絶対音感の有無が関係することが明らかであった。このことは左の側頭平面が絶対音感能力を支えていると考えられるが,先天的に決定された左右差なのか,絶対音感を獲得した結果として側頭平面が発達した

のかは明らかではない．また逆の意味で，右側の側頭平面が退行したため，絶対音感を備えることができたとも考えられる．もし学習抑制説が正しいとすると，右半球の機能的な低下が，絶対音感が抑制されない状態ともいえるのではないだろうか．

その後，形態研究に加えて機能画像研究の手法が確立されると，絶対音感の機能画像研究も進められるようになった(Zatorre 1998 ; Hirata, Kuriki et al. 1999)．ザトーレ(Zatorre, R.)ら(Zatorre, Perry et al. 1998)は，PET (positoron emission tomography, ポジトロン放出断層撮影)を用いて音を聴かせたときとノイズを聴かせたときの脳活動の差異を検討した結果，絶対音感保持者は，非保持者と比較して，左の前頭葉の背外側部の活動で有意な差が認められた．なお，前頭葉で差が生じたのは，音と音名の連合学習の結果を反映しているのではないかと考えられている．一方，平田ら(Hirata, Kuriki et al. 1999)は，単音聴取時の脳内活動を MEG (magneto-encephalogram, 脳磁図)を用いて検討し，絶対音感をもたない被験者では左右の差は明らかではなかったのに対して，絶対音感をもつ被験者では，左半球が右半球と比較しておよそ 6 mm 後方に焦点が偏位していた．脳波を用いた検討からも左半球の関わりが指摘されていることからも(Itoh, Suwazono et al. 2005)，絶対音感は言語機能と同様に左半球との関わりが強いのだろう．

絶対音感の障害

脳損傷によって絶対音感が障害された症例が限られているため，責任病巣に関しては不明な点が多い．これまでのところ，絶対音感をもっていたが，脳の損傷によって失われた症例としては，ヴェルトハイムとボテツ(Wertheim and Botez 1961)の報告があるが，ウェルニッケ失語とともに絶対音感が失われた左半球病変という以外に，病変部位の詳細は不明である．形態学的左右差に関する研究から考えても，左半球が絶対音感に重要である可能性が高い．しかし，これに対してザトーレ(Zatorre 1989)は同じく左半球損傷であるが絶対音感が失われなかった症例を報告してい

る。この症例は、てんかんの治療のために左側頭葉前部を切除したが、切除後、絶対音感は失われなかっただけではなく、成績が向上したと報告されている。左半球の病変によって絵画や音楽能力が向上したミラーら(Miller, Cummings et al. 1998)の報告と同様に、ザットーレらの知見も左半球による抑制が解除されたとも考えることができるかもしれない。また、慢性的なてんかんによる側性化への影響も拭いきれないことから、左側頭葉が関与しないことの確証にはならないと思われる。

このように、脳損傷例の結果からは、左右差や、絶対音感に関わる領域の決定的な証拠は得られていない。

絶対音感と視覚障害

古くは琵琶法師のような人々であり、最近でもレイ・チャールズやスティービー・ワンダー、ヴァン・クライバーン国際ピアノコンクールで優勝した辻井伸行のように音楽家のなかには視覚障害の人々が少なくない。その理由として、社会的な影響もさることながら、音に対するさまざまな能力に長けていることがあるだろう(Sacks 2007)。実験的にも視覚障害の人々は、音による空間定位能力や時間弁別能力、ノイズの中からの音声の知覚能力が晴眼者に比べて優れていることが確認されている(Muchnik, Efrati et al. 1991)。このような被験者を対象に脳の機能イメージングを行うと、聴覚的な弁別課題を行っているときに視覚野における反応が認められたことからも(Kujala, Huotilainen et al. 1995)、視覚が剥奪されたことによる脳の可塑性の影響ではないかと考えられている。

𝄞 コラム⑧ 盲目

盲目の人と音との関わりは非常に強いものがある。西洋ではシニョーレらの症例 JL のようにオルガン奏者であることが多いが、日本では琵琶法師として知られ、古くは箏曲の演奏者も作曲者も教授者はみな盲人であった。それというのも平家琵琶や箏曲の演奏者である盲人は、「当道(とうどう)」と

> いう職業上の結社で幕府の保護の下に公的にも守られ，按摩，鍼，卜占，金貸し，儒学，俳諧とともに，盲人の自活の手段となっていたためである（堀内 1977）。
> 　盲人は，音に対する感度のよさを買われて，以前は潜水艦の中ではオペレータ（ソナーマン）として珍重されたともいわれている（吉川 1997）。音の弁別能力の実験をすると確かに盲目の人々は晴眼者よりも優れた弁別能力をもっていることが知られている。

　このような音に対する特異性のほかに，視覚障害の人で絶対音感をもっている人も少なくない。そのような人々に対して fMRI を実施したところ，晴眼者とは異なった領域（左の頭頂葉や後頭葉で）でも賦活することが確認され（Ross, Olson et al. 2003），やはり脳の可塑性の影響による能力の変化と考えられている。

　この章のタイトルにあるように，脳の中に音楽が宿っているのは確かであろう。あのラヴェルも病気が進行してからは，脳の中の音楽が取り出せなくなってしまったために，音楽家として活動を続けることができなくなった。しかし，音楽はそのような個人内の限られた過程なのだろうか。

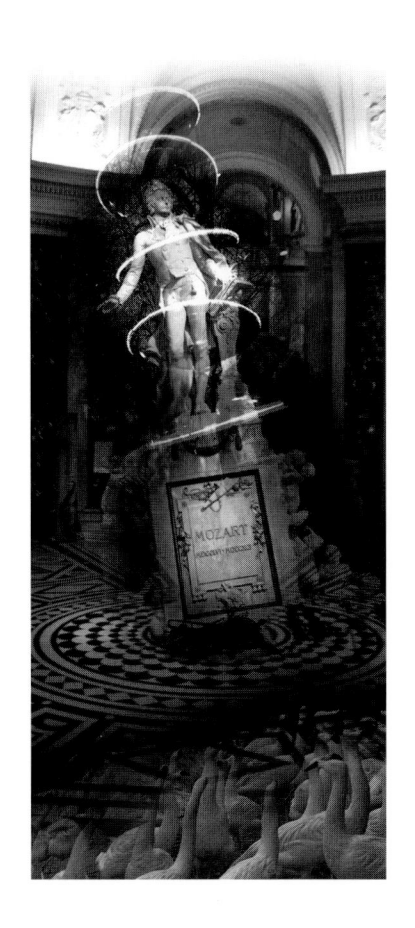

第3章
脳とリズム

A. 合わせる（同期）

同期の基盤

　合わせること，同期することが人間にとっての基本的な能力であることは赤ちゃんと親とのやり取りを見てもわかる。新生児模倣のように誕生直後から大人の動作をまねることができるし（Meltzoff and Moore 1977），同調行動のように生まれてすぐおとなの発話のパターンに合わせて動作が変化することが確認され（Condon and Sander 1974），コミュニケーションの原点とも考えられている。

🎼 コラム⑨　"合わせる"と"そろえる"

　日本音楽は"合わせる"音楽ではあっても，"そろえる"音楽ではなかった。日本音楽演奏の基本は，「音頭取り」と呼ばれるリーダーがいて，それに遅れることはあっても，絶対に先に歌い出してはいけない，というものであった。そのため歌の歌い出しなどはバラバラであった。しかし最近の日本音楽でも"そろえる"ことが普通となり，ただ１つ不ぞろいな状態で合わせることが残されているのが，僧侶のお経の合唱（読経）である。一人ひとりの僧侶は，タイミングだけではなく，高さ（ピッチ）も不ぞろいであるが，合わせている。日本人がそのような"そろえる"音楽になったのは，西洋音楽を日本に輸入した結果であり，学校教育の成果であり，その背後には，日本人の思想，つまり考え方の変化にも反映されている（竹内 1996）。

パーキンソン病と同期

　同期能力の検討は，古くからパーキンソン病患者を対象に行われてきた歴史がある。パーキンソン病は大脳基底核の黒質病変による運動機能障害を特徴とする疾患であるが，さまざまな形でリズム（テンポ）の障害が生じることでも知られている。最も単純な形では手指を用いたタッピング課題によって確認されている（Nakamura, Nagasaki et al. 1978）。

中村ら（Nakamura, Nagasaki et al. 1978）は，パーキンソン病の患者を対象に，メトロノームのテンポをターゲットにして，手指タッピングの同期能力を検討した。その結果，一定の速さまではメトロノームに同期させることができ，テンポも一定に保つことが可能だが，一定の速度以上になると同期することは困難となり，タッピングは特定の速さに集束することが示されている。自発的なテンポの維持が困難な状態は歩行でも観察され，歩幅の異常や歩行リズム（歩行のテンポ）の異常としても現れるが，外的な刺激によって改善することが報告されている。たとえばタウトらのグループは，音楽やメトロノームの音を手掛かりに（Thaut, McIntosh et al. 1996；McIntosh, Brown et al. 1997），アズレイら（Azulay, Mesure et al. 1999）は床に貼った縞模様を手掛かりにすることで，歩行が改善することを示している。また直接的な刺激ではないが，佐藤ら（Satoh and Kuzuhara 2008）は，声に出さない内的な歌唱でも歩行が改善することを示している。

🎼 コラム⑩　歩行のテンポ

　学校教育が浸透するまで，日本人の歩行にはリズムがなかったと，少なくとも外国人の目にはそのように映ったようである。明治時代に日本にやってきたモースが目にした日本人の街中を歩く人の様子を次のように記している。

　　我国では学校児童までが，歩調をそろえるのに，日本人は歩くのに全然律動がないのは，特に目につく。我々は直ちに日本人が，我国のように一緒に踊ることがないのに気がつく。その運動に，絶対的な旋律を必要とするワルツ，ポルカその他の旧式な舞踏や，学校からのピアノに合わせて出てくる練習が，すべて我々のもつ行進の習慣に貢献している（「明治の音」より）。

> ### 🎼 コラム⑪　パーキンソン病
>
> 　振戦麻痺としても知られ，錐体外路系に影響を与える脳の変性疾患。進行性の振戦，運動緩慢，筋強剛を主な特徴とする。パーキンソン病の有病率（パーキンソン病患者数/全人口）は，人口10万人に対し，84～187人と推定されている。中脳にある黒質変性に伴い線条体のドパミンの減少によって，これらの患者にみられる運動障害や認知機能障害が説明される。パーキンソン病には，黒質線条体ドパミン作動性の損傷以外にも，中間皮質一辺縁系ドパミン作動性，皮質下一皮質セロトニン作動性，ノルアドレナリン作動性やコリン作動性の投射系にまで損傷が起こる。後者の投射系の損傷によって認知障害が起こる（神経心理学事典）。
> 　この疾患に罹患した人物としては，モハメド・アリや鄧小平，日本では岡本太郎などが知られている。

動きと同期

　このようにパーキンソン病の患者では，リズムやテンポを自ら作り出すことは困難であっても，手掛かりに合わせることは可能である。また，新生児ですら生まれてすぐに，他人に合わせることが可能であることも先に述べたとおりである (Condon and Sander 1974 ; Meltzoff and Moore 1977)。したがって周囲の環境や人に合わせるという能力は，人間にとって生まれつきもっている基本的な能力なのかもしれない。しかし合わせることが基本的な能力といっても，単に目の前にある対象に合わせるのではなく，そこには「動き」が含まれなくてはならない。次に示す患者の振る舞いは，そのことをよく物語っている (Midorikawa, Kawamura et al. 2010)。

> 　A氏は62歳の右利きの女性で，言葉が出にくいことを自覚したため，2002年6月に近医を経て昭和大学神経内科を受診した。レーヴン色彩マトリックス検査では24点と軽度の低下を認め，WAIS-R成人知能検査では，言語性IQ 72，動作性IQ 76，WAB失語症検査では79.6を示していた。SPECT検査の結果，両側の中心領域の血流低

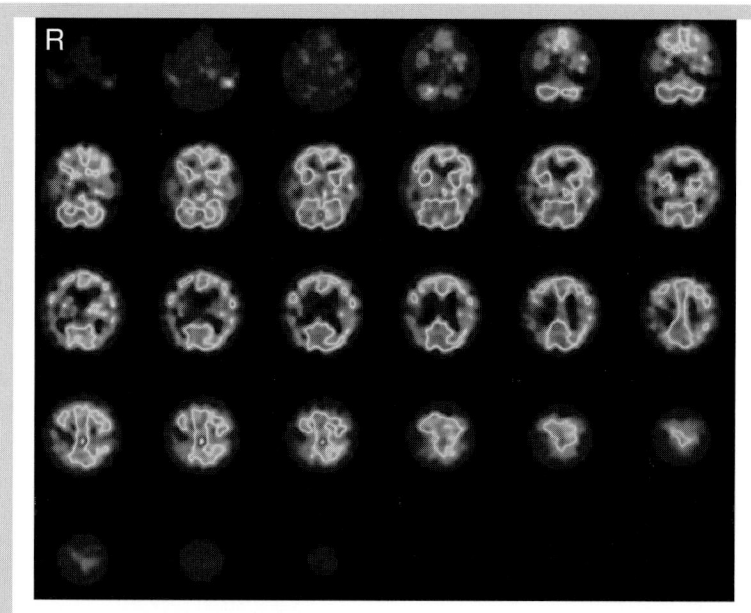

図14 A氏のSPECT画像

下が明らかであった(図14)。
　症状は徐々に進行し，2004年の5月の時点では，レーヴン色彩マトリックス検査も実施することが困難となっていた。特に行為に関しては次のような特徴的な振る舞いをしていた。上肢を用いた慣習的な動作の模倣は可能で，無意味な動作の模倣も上肢，下肢ともに可能であった。また道具の使用にも問題を認めなかった。一方で，手指形態の模倣では著しい障害が認められたが，見本となる検査者の手を動かした途端にA氏は模倣をすることが可能となった。すなわち静止した対象に合わせることは困難だが，動く対象に対しては合わせることが可能であった。

人にとっての「動き」とは

　このように「動き」の知覚は，知覚だけに終わらずに，運動を喚起する

もののようである。少し横道にそれるかもしれないが，動きの知覚と運動が密接に結びついていることを示したい。次の患者は脳の後頭葉から萎縮が始まる認知症の一種で posterior cortical atrophy と呼ばれる病態で，症状が進むと視覚障害者のように振る舞うようになったが，動く対象の認識が保たれていた症例である (Midorikawa, Nakamura et al. 2008)。

> Od 氏は，59 歳頃より物忘れ，運転中に行くべき方向がとっさにわかりにくいことなどを訴え神経内科を受診した。初診時には左同名性半盲，左半側空間無視，軽度の健忘，構成障害，画像失認を認めた。SPECT (eZIS 解析) の結果，右の後頭頭頂葉中心に血流の低下が明らかであった (図 15)。

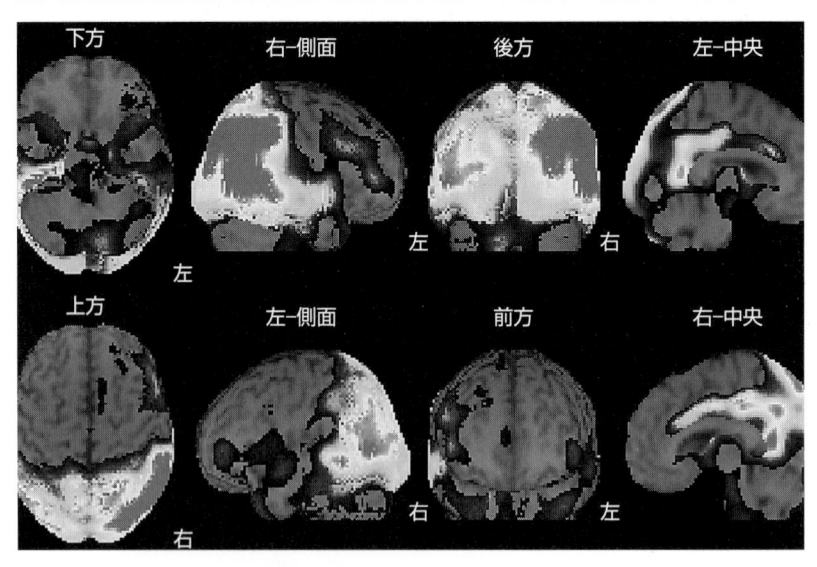

図 15 Od 氏の SPECT 画像 (eZIS 解析後)

> 63 歳頃より上記症状に加えてバリント症候群 (視覚性運動失調，精神性注視麻痺，視覚性注意障害) と視覚性物体失認を認めた。身体と対象との距離感がつかめないため，歩行や着座の際には常に介助が必

要であったが，自宅のガレージで卓球をすることは可能であった．一方，発症してから始めた詩吟は，毎年新たな詩文を覚え昇段し，発症から7,8年の時点まで段位を重ねていた．ただし，文字を読んで吟じることが困難であったため，吟じられた詩文を聴いて覚えることで昇段試験や発表会に臨んでいた．

　65歳の頃になると部屋の中の移動ですら困難で，視覚障害者のように振る舞っていた．このような状況でも，敷地内では自転車に乗り，自らが経営するゴルフ練習場ではゴルフボール拾いを日課として続け，障害物に衝突することなくカートを押し，壁際に設置された側溝にボールを流すことも可能であった．静止したボールが呈示された場合，たとえ眼前であっても検出することが著しく困難であったが（図16a），投じられたボールは，即座にキャッチすることが可能であった（図16b）．

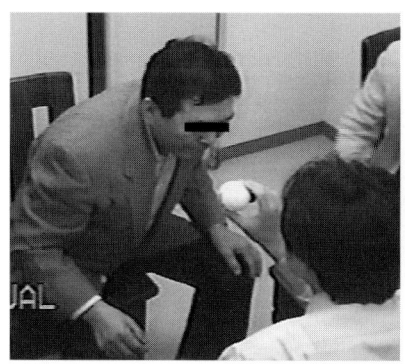

図16a　たとえ眼前でも静止した物体を認識することが困難である

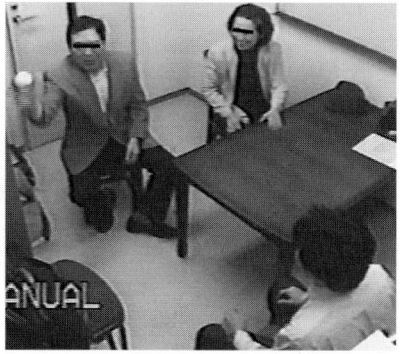

図16b　動く対象は即座に認知・反応することが可能である

　さらに症状が進むと，錐体外路症状がみられ，運動表出は困難となったが，不随意的に人の顔を検出し，顔の移動に合わせて視線を追随させる現象が比較的長期にわたって認められた．

このように静止した対象を認識することは困難になっても動きを検出したり，それに合わせることができるということは，動きの検出やそれに対する動作というものが頑健な機構であることを物語っているのかもしれない。

同期とモダリティ

　動きのほかにもわれわれはさまざまな対象に合わせることが可能である。音楽やそこに含まれるリズムやテンポに合わせることもあれば，踏切などにある光の点滅に合わせることもあろう。すなわち音に合わせることもできれば，光に合わせることもできるのである。しかし同じ合わせることであっても，感覚モダリティの違いによって，脳内では異なったメカニズムに依拠していることがわかっている。その一例を次の脳梁無形成の患者で説明したい。

　脳梁無形成とは，大脳正中部の形成障害の1つで，脳梁周囲の異常のみで，合併する奇形を伴わない場合と，脳梁無形成以外にも奇形を伴う場合がある。奇形を伴うことにより幼少期から知的障害などを示すことから早期に発見されることがあるが，奇形を伴わずに知的機能にも明らかな障害を示さない場合には，脳梁無形成が発見されずに通常の生活を送っているなかで，偶然に発見されることも少なくない。このように通常の生活を送れる理由として，先に述べたような脳梁離断症候が脳梁無形成の人々では認められないことにある。手術や脳卒中などで後天的に脳梁が離断した患者では，左手の失書(左手で文字を書くことが難しい)，左手の失行(左手で動作をすることが難しい)，などのように日常レベルで困難を感じることがあるが，不思議なことに脳梁無形成の人々は，脳梁離断症候のほとんどを示さないのである。発達の過程のなかで脳梁を経由しない形で左右の大脳半球の情報を統合することが可能となるようだ。しかしすべての情報が代償されるかというとそうではない。以下に示すように視覚情報と運動情報を統合させるような場合には，代償に限界があるようである。

M氏は45歳の女性で，専門学校卒を卒業してから公立の保育園で保育士として勤務を続けている。15年ほど前に職場で不適応行動を指摘され，念のため撮ったMRIで脳梁無形成が発見された(図17)。仕事面，家庭面で明らかな障害はないが，保育場面でとっさの判断

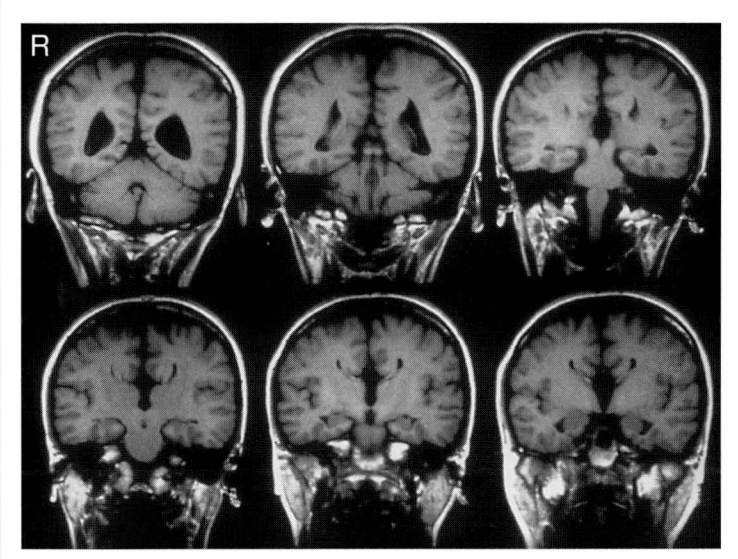

図17　M氏のMRI画像

がつかないことがあると上司より指摘されたことがあった。日常的には両手利きだが，書字は中学時に自発的に左手から右手に矯正した。
　WAIS-Rでは，下位検査ごとの評価点の差が大きいが，言語性IQ 111，動作性IQ 119と非常に良好である。WMS-Rでは言語性記憶74，視覚性記憶133と言語性の記銘力の低下を認めたが，日常的なエピソード記憶の障害は認められない。これまでの脳梁無形成に関する報告と同様に，一般的な神経心理学的な検討では，一側視野での失読，一側上肢での観念運動失行・失書・構成障害などの脳梁離断症候は明らかではない。両耳分離聴検査でも左耳優位(右90.0%，左

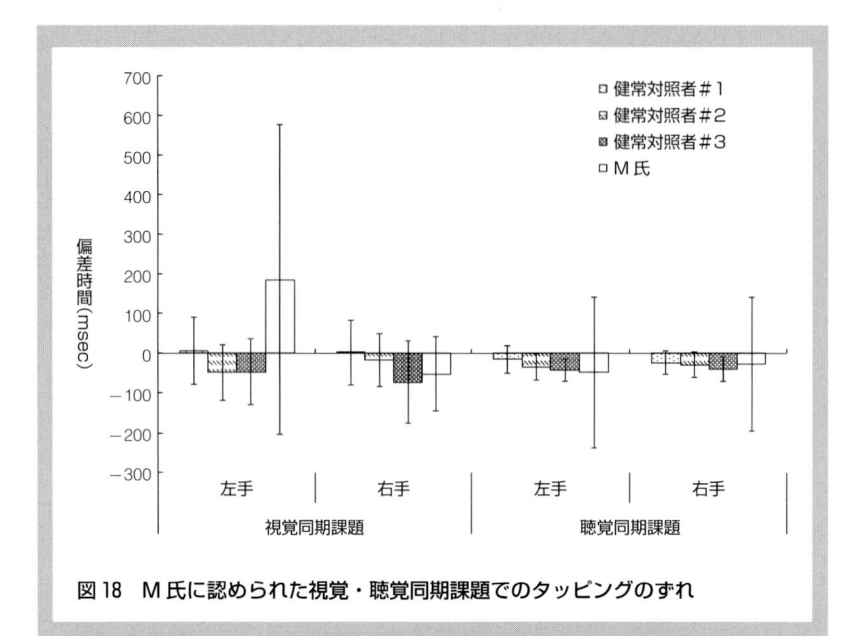

図18 M氏に認められた視覚・聴覚同期課題でのタッピングのずれ

98.9%)であった。

　M氏にメトロノームに合わせたタッピングを行わせたところ，次のような特徴的な結果が示された。まずメトロノームの音に合わせてタッピングをさせたところ，左右のどちらの手でも正確にタッピングすることが可能であったが，メトロノームに付属する発光ダイオードの光に合わせてタッピングさせると，利き手である左手(この方は両手利きであったが書字は中学生のときまで左で書いていたそうだ)で合わせることが困難であった(図18)。

　このような同期の障害は，脳梁無形成だけではなく，脳血管障害などによる後天的な脳梁離断例においても確認されている。したがって繰り返される音に対して合わせる行為は左右の半球に備わった能力であるのに対して，光の点滅に対して合わせる行為は，なぜか右半球に偏った特殊な能力のようである。

動きに合わせる

　このように合わせるという行為は手掛かりにする刺激の性質によって異なったメカニズムが関わっている。光の点滅に合わせる行為は，より限られた領域（おそらくは右半球の前頭葉）に依存するのに対し，音に合わせる行為は，より広範な領域の機能を用いていると考えられる。ただしこれまで述べたように，同じ視覚刺激であっても動きの有無によって異なった脳内のメカニズムを用いており，動きに合わせることはより強健な，すなわち損傷に対して強いメカニズムといえる。

　音や動きを手掛かりにすると，損傷に強いだけではなく，容易に合わせられるようになるということであったが，このことはどのような民族でも合唱や合奏だけではなく，舞踏の風習があることとも通じると考えられる。すなわち音に合わせること（合唱，合奏）や他の人の動きに合わせる（舞踏）ことは普遍的な行動であり，ジャクソンの言葉を借りれば，「下層になるほど解体に対する抵抗性がある」ともいえ，進化的にも古い行動であると考えられる。ではなぜ古くからそのような行動が備わっているのであろうか。

　なお，動きの情報が人間にとって特別な意味をもつということは，音楽や舞踏に限ったことではないようだ。パーキンソン病の歩行障害に対しては，先のようなメトロノームの音だけではなく，床面に描かれた縞模様なども歩行障害に対して効果があることが知られているが（Forssberg, Johnels et al. 1984），アズレイら（Azulay, Mesure et al. 1999）はこれを利用して，通常の光源だけでなく，ストロボ光の中で縞模様を見せ，それを手掛かりに歩かせる実験を行った（昔，テレビのドリフターズのコントでよく用いられていた手法でもあるが，ストロボの光を点滅させるとカクカクとした動きになるのを覚えているだろうか）。通常の光の中であれば移動に伴って縞模様の動きが視界に入ってくるが〔このような視覚的な流れのことを光学的流動（optical flow）と呼ぶ〕，ストロボ光下ではそのような縞模様の動きが絶たれた状態となる。パーキンソン病患者に対してこのような実験を行った結果，ストロボ光下で縞模様の動きが断たれた状態では，縞

模様が歩行の手掛かりにはならないことが示された。すなわちパーキンソン病患者の歩行にも動きが知覚されることが必要だということだ。

このように音や動きなどを用いることによって同期の機能が失われないことがわかったが，その逆に，どのような場合に同期の障害が生じるのであろうか。十分な検討ができたわけではないが，以前に前頭側頭型認知症の患者で同期が困難である例に遭遇した経験がある。発話の障害が強かったので書字によるコミュニケーションが特徴的であったが，症状が進むにつれてそれも困難になり，最終的には無言無動の状態になっていた。それでも歌うことが多少なりとも可能であったので，筆者が手拍子を叩いてそれに合わせて歌ってもらったところ，まったく合わせることができなかった。手で机を叩く動作をまねしてもらっても，筆者が示したテンポをまねることがまったくできない状態であった。近年になって自分が動作を行うときと他人の動作を観察するときに類似の脳領域が関わることが明らかになった。これはミラー・ニューロンと呼ばれ，下頭頂小葉のほかに，運動前野や下前頭回などが関連することが知られている(Fabbri-Destro and Rizzolatti 2008)。この患者の場合もそのような領域の機能も低下し，音や動きに対する同期も困難になったのではないかと考えている。ミラー・ニューロンはまた単に動作の模倣だけではなく，相手の意図の理解や共感などの社会的な行動の基盤とも考えられている。一部の前頭側頭型認知症には社会的行動の障害が生じることがあるが，ここでみられたような音楽における同期の障害とそのような社会的な行動の障害は無関係ではないのかもしれない。

B. リズム

リズムの基盤

俳句や短歌，身近なところでは標語などもそうだが，われわれは音楽だけではなく，言葉を聞いてもそこにリズムを感じ，その心地よさを楽しんでいる。また言葉だけではなく，何らかの行為を行うときですら，おの

ずとリズムが生まれてくる。たとえば坂井ら(Sakai, Hikosaka et al. 2004)は，電卓のようなキーが配列された装置を用いて，キーを叩く順番を覚えさせる実験を行ったところ，被験者が自発的なリズムを生み出すことを見出している。筆者は高校生の頃，特に専門的に取り組んでいたわけではないが，長距離を走るのが嫌いなほうではなかった。とはいえ走るのは校内マラソン大会のときだけだった。そのような大会のときに，調子のよいときは呼吸がリズムを刻んでいたように記憶している。そのときは単なる「吸う」，「吐く」の連続ではなく，「吸う」，「吸う」，「吐く」の３つであった。だからといって３拍子だったのではなく，「吸う(1拍)」，「吸う(1拍)」，「吐く(1拍)」，「(間)(1拍)」の４拍子であった。走っているときにはこのリズムに意識が向き，ピッチもそれに同期していたし，そのような瞬間が非常に心地よいものであった。かつてゲシュタルト心理学を研究してきたように，われわれは現象をバラバラに見ているわけではなく，そこにまとまりを見出し，まとまりをもって表現しようとする性質を備えているといえる。

リズムと文化

このようにリズムには生来的なもの普遍的なものがあるといえるかもしれないが，一方でリズムの認知には文化的な影響が大きい。戦後に進駐軍がダンスホールで踊っているときに，日本人が三味線で「新内流し」を演じると，それにリズムを感じ，スロールンバのように踊っていたそうである。

🎼 コラム⑫　日本人と西洋音楽

明治になるとあらゆる分野で西洋化がなされたが音楽もまたその１つであった。東京音楽学校(東京藝術大学音楽学部の前身)を頂点とする学校教育を通じて，知らず知らずのうち日本人は西洋音楽が音楽であり，日本の伝統音楽や芸能は急速に忘れ去られていった。今では想像できないが，幕末の時

点で西洋の音楽に接した日本人のなかには違和感や拒否反応をもった人々も少なくなかった。東京のある劇場で劇中劇としてイタリアオペラが歌われたとき，プリマドンナの甲高い声に，聴衆のあいだに爆笑が起こったという記録も残されている（柴田 1983）。それだけ日本人が当時備えていた音楽に対する感性と，西洋音楽とのあいだには隔たりが大きかったのである。それらの隔たりを埋めたのが，音楽教育であり，文部省唱歌なのである。

また，藤田は西洋と日本との差を，強弱性と高低性もしくはリズム性と旋律性の違いであると指摘している（藤田 1976）。

たとえば相撲の行司による呼び出しは，歌声のように旋律の広がりをもったものであるのに対し，ボクシングやプロレスのレフリーによる紹介は「ア・カ・コォナァァ」のように，点の連続によるリズム的な進行を特徴としているといった具合である。

また，別宮は日本人には特有のリズム感があると主張している（別宮 1977）。4拍子への嗜好であり，3拍子を扱うことはまれであるという。確かに三三七拍子も，3拍子や7拍子ではなく，

　　チャン・チャン・チャン・（ウン）
　　チャン・チャン・チャン・（ウン）
　　チャン・チャン・チャン・チャン／チャン・チャン・チャン・（ウン）

というように「ウン」で1拍の間があり，きれいに4拍子に収まっている。

🎼 コラム⑬　日本人と和音

現代の日本人は合唱や合奏で和音を愉しんでいるが，明治の初めの頃の日本には，それが存在せず，外国人の耳にはひどく奇異に映ったようである（内藤 2005）。

> 　外国人の立場からいうと，この国民は所謂「音楽に対する耳」をもっていないらしい。彼等の音楽は最も粗雑なもののように思われる。和声のないことは確かである。彼等はすべて同音で歌う。彼等は音楽上の声音を持っていず，我国のバンジョーやギタアに僅かに似た所のあるサミセンや，ビワにあわせて歌う時，奇怪きわまる軋り声や，うなり声を立てる。

　このように文化的な差異が指摘される一方で，呼吸のリズム，脈拍のリズム，歩行のリズムなどは，人間にとって最も基本的な「原リズム」であると藤田(1976)は述べ，普遍的なリズムであるといえよう。

リズムの障害

　次にリズム能力の障害という点からリズムの機能について見てみたい。リズム能力が障害された症例として典型的なのはマヴロフ(Mavlov 1980)が報告した伝導失語の患者である。特徴はリズムの認知と産出の双方の能力が完全に失われていた点である。しかも障害は刺激を音として聴かせた場合だけでなく，視覚的に見せた場合にも，触覚を通じて示した場合にも受容の障害が認められていた。論文では病巣が明らかになされていないが，左半球の頭頂後頭葉が推測されている。この報告以外にも多くの伝導失語症例(Brust 1980; Di Pietro, Laganaro et al. 2003)やウェルニッケ失語症例(Midorikawa, Kawamura et al. 2003)において，リズムの障害が報告されていることからも，リズム能力には左半球が関わっていることが推察される。またこのように多くの症例が失語症に合併してリズムの認知能力が障害されていることから，ある種のリズム能力が言語能力と不可分の関係にあることが推測される。しかし，リズム能力の障害が右半球病変でも生じ(McChesney-Atkins, Davies et al. 2003)，小脳との関連も示されていることからも(Ivry and Keele 1989)，単純に左半球のみには局在化できない。

　リズム能力の局在が明確ではない理由の1つは，リズム能力には複数の

種類や機能があるからである。たとえば「タン・タタ・タン」というリズムのパターンを聴いてそれを再現する場合には記憶能力が関与し，楽譜に書いてあるリズムパターンを読み取る場合には，音韻的意識の能力も関与するはずである。

音韻とリズム

　この音韻的意識とは，音に関する認識能力のことであり，単語の読み能力の発達の研究から提唱された概念である。子どもの読み能力の発達を分析すると，単語を読むためには1つひとつの文字がわかるだけではなく，その文字が表す音の認識も必要であることが明らかにされてきた(天野1970)。そのような音に関する認識能力のことを音韻的意識といい，「音韻分解」，「音韻抽出」，「音韻統合」の各能力が含まれている。

　「音韻分解」とは，単語を構成している音の系列を分析して，その音の順序やその構成を理解することで，たとえば「タマゴ」という単語が「タ・マ・ゴ」という3つの音節から構成されることを理解することである。おとなにとってはタマゴが3つの音節からできていることは当然のように思うかもしれないが，音韻的意識が十分に発達していない子どもでは「タマゴ」をひとかたまりに感じたり，「タマ・ゴ」というように「タマ」をひとかたまりと感じたりする。

　「音韻抽出」とは，単語がどういう音節から構成され，構成する音節が単語の中のどこにあるのかを理解する働きで，「タマゴ」であれば，最初の音節は「タ」，最後の音節は「ゴ」というように，それぞれの音節を取り出す能力のことである。しり取り遊びができるのも，この能力があるためである。そして自分が分析した個々の音節を1つのまとまりとして認識し，それが何を指すか理解することも必要である。ある段階の子どもは，1つずつの文字は読めても，「タマゴ」が書かれた単語をすぐには認識できないことがある。拾い読みの段階と呼ばれ，子どもは1文字ずつ読んで意味を理解しようとする。「タ・・・・マ・・・・ゴ・・・・」という具合に。そこで必要となるのが，「タ・マ・ゴ」とバラバラの音の状態から

単語としてまとまりのある「タマゴ」を理解する働きである「音韻統合」という能力である。

　天野(1970)は，音韻分析と音韻抽出の成績の上昇と読めるひらがなの数の上昇が並行することを明らかにし，音韻的意識の発達がかな文字の読みに重要であることを見出した。また，実際に発達的な遅れのある子どもたちに音韻意識を学習させることによって，読みの発達が促されることを報告している(天野1977)。筆者は学生時代に，彼の研究室に所属し，彼が指導する場面を傍らで見たり，昔の指導する姿をビデオなどで見る機会があったが，知的障害の子どもたちに音韻的意識を獲得させる場面などは，リズムの訓練そのものであった。拍を意識させる場面では，ウサギ跳びのようにピョンピョンと跳ねながら，1つずつの拍を意識させていた場面を思い出す。

右半球損傷とテンポの障害

　音韻的意識が関わるリズム能力は，左半球と関連があり，左半球損傷によってこの能力が障害されるが(緑川2005)，右半球もリズムやテンポに関わっていることがいくつかの検討から示されている。

　坂爪ら(1987)は，打叩課題による等速性に関する検討を行っている。被験者は一定のテンポ(1 Hz)で5分間のあいだ，机を叩き続けることが求められるが，右半球損傷の患者，左半球損傷の患者それぞれに実施したところ，特に左半側空間無視を伴った右半球損傷の患者において著しい等速性の障害が認められた。この検討は，注意の持続性の測定を目的としているため，テンポやリズムというような音楽に関わる用語は用いられていないが，一定の速度を保って叩き続けるためには注意(意思的統制)が重要であると坂爪ら(1987)は述べている。すなわち，一定のテンポを保つためには，テンポに注意を向けることが必要であり，この能力が右半球の能力であるということだ。

　平林ら(平林，稲木ら1998)は，別な観点からやはりテンポの障害と捉えられるようなペーシング課題を用いて，右の前頭葉の重要性を指摘して

いる。ペーシング課題とは四角形の線の上をできるだけゆっくりとなぞらせたり，漢字で「時計」という文字をできるだけゆっくりと3回書かせたりし，どのくらい"ゆっくり"と書けるかを競う課題である。おそらく多くの人は，速く書くのは難しいが，ゆっくり書くのは簡単だと思うかもしれない。だが実際にやってみるとその難しさが実感できると思う。たとえば「時計」という文字を普通の速度で3回書いてみてほしい。おそらく20秒とかからないであろう。次に"できるだけゆっくりと"「時計」の文字を3回書いてみてほしい。2分以上の時間をかけて書けた人はどのくらいいるであろう。このように"ゆっくり"というのは以外と難しい動作である。しかし右の前頭葉損傷の人々はよりこの課題が顕著に難しくなる。

　　Og氏は右の前頭葉から側頭葉にかけて脳腫瘍を発症した30代の女性である。腫瘍やその周囲の浮腫のため，左の上肢や下肢にも麻痺が生じ，左側に注意が向きにくい左半側空間無視も発症していた。またペーシングの課題を行わせると，ゆっくりと書くことができない状態であった。
　　腫瘍が非常に広範囲に及んでいるために全摘は困難であったが，可能な範囲で残存する機能に極力影響を与えないように，覚醒下での切除が試みられたのだが，腫瘍を摘出している最中から，麻痺の軽減がみられたほか，ストループテストなどの前頭葉機能課題でも改善する様子が確認された。
　　手術から10日が過ぎた頃に再び術前と同じ検査を実施すると，麻痺は若干の改善がみられた程度であるが，半側空間無視は改善され，ペーシング課題の成績も向上していた。また興味深いことに，術前のペーシング課題を実施していたときの内観を覚えており，「"ゆっくり"という教示の意味もわかって，自分ではゆっくりとやっていたが，周囲の反応を見て，自分がゆっくりではないということを知った」とのことであった。

このような方の内観を聴くのは初めてであった。それまでは"速く書きたくなるが，その気持ちを止められない"ために速く書いてしまうのではないかと思っていたが，そうではなく本人のなかではゆっくりとした時間が流れているということには驚かされた。半側空間無視での改善もみられたことから，本人のなかの時間の感覚はやはり注意能力と関連するのかもしれない。

> 　On 氏は右の脳幹出血のために左麻痺と前頭葉機能障害を発症した 60 代の男性である。この方もペーシングの障害を認め，およそ 60 cm の距離を 47 秒で描き終えてしまった。ゆっくりと描くことを念を押したうえで，もう一度描かせても大幅な変化を認めることはなかった。しかし，On 氏にメトロノームで 0.5 Hz (M.M.＝30) のゆっくりとしたテンポを呈示し，1 拍で 1 cm くらいの速度で描いてくださいと教示すると，顕著な改善を認め，2 分で打ち切り，およそ 40 cm を描くのみであった。

　このようにペーシング障害はテンポの障害といえるだろう。内的な時間の流れそのものが障害されていたのであろう。それに対して On 氏のように外的なテンポを呈示することで，改善が図られたということである。

リズムと言語

　これまでリズムには言語と共通する機能があると述べたが，記憶の面からもこのことがいえる。たとえば，リズムパターンを聴いてその再現することの障害と，数字を聴いてそれを再生する短期記憶の障害は関連し，ウェルニッケ失語の患者 (Midorikawa, Kawamura et al. 2003) や，伝導失語の患者 (Brust 1980；Mavlov 1980) で確認されている。したがって，言葉を一時的に保持するための神経基盤とリズムを一時的に保持するための神経基盤は共通であると考えられている (緑川 2005)

　筆者らが経験した左中心前回下部の血流低下により，進行性の発語失行を発症した症例も (緑川，河村ら 2002)，発語失行のほかにかな文字の失

書，言語性の短期記憶の低下などを認めただけではなく，リズムの再現にも困難を示していた。

　発語失行のI氏は，発話の障害だけではなく，かなの読み書き障害もみられ，「牛乳」を漢字では書くことができても，ひらがなでは「ぐうぬう」となり，ほとんどのコミュニケーションは漢字による書字で行われていた。WAIS-R 成人知能検査でのIQは，言語性103，動作性IQ 114と良好であったが，数唱課題では，たとえポインティングで回答を求めたとしても，3，4桁と著しく数唱能力が低下していた。同様に，リズムパターンを聴覚的に呈示し，直後にその再現を求めるリズムパターンの短期記憶課題でも著しく成績の低下が認められていた（緑川，河村ら 2002）。

　このような記憶における言語とリズムの関連性は，構音抑制法のような実験心理学的な手法でも確認されている。構音抑制法とは，同時に複数の課題を実施する二重課題法の1つで，たとえば日本語の「ア・イ・ウ・エ・オ」を声に出さずに繰り返し運動表出をさせ，同時に別の課題を実施する手法である。このように言語表出の一部の機能（作動記憶における音韻性ループと考えられている）に負荷をかけた状態でリズムの記憶課題を実施すると，リズムの記憶成績が著しく低下することが示されているし（斎藤 1997 ; Saito and Ishio 1998），同じような状況で楽譜を書き取らせると音の高さの書き取りには影響を与えず，リズムの書き取りに選択的に影響を与えることが確認されている（緑川 2005）。このように左半球というだけではなく，言語能力とリズム能力とではその多くが機能を共有する。

リズムの表出

　マヴロフ（Mavlov 1980）の検討により，リズムには感覚の種類を超え，共通するメカニズムが存在することが示されたが，これ以外にもリズム能力にはいくつかの側面があることが示されている。その1つがリズムの自発的な表出と再現場面での表出である。ポルクら（Polk and Kertesz 1993）は，2種類の表出場面で解離を示す変性性疾患の患者（CWとMA）を報告している。

CWはギター教師で，左半球の萎縮によって原発性進行性失語（primary progressive aphasia；PPA）を発症した症例である。重度の失語であったが演奏は可能で，リズムの自発的な表出（即興的な演奏）も良好であったが，聴いたリズムのパターンを再現することが困難であった。

　一方MAは右半球の後方皮質萎縮症（posterior cortical atrophy；PCA）により，空間性失書，視空間障害，表出性の失音楽を発症し，リズムの自発的な表出は困難であったが，リズムパターンを覚え，それを再現することは可能であった。このように演奏のような内発的なリズムの表出と，記憶したものを再現する意図的な表出の場合とでは，異なった脳内メカニズムを用いているようである。筆者らもウェルニッケ失語症例において，リズムの記憶課題を含むより意識的な場面と実際の演奏能力とのあいだに解離を認めた患者を報告した（Midorikawa, Kawamura et al. 2003）。この患者は，リズムの弁別課題，リズム譜の読み取りや書き取りなどでは著しい障害がみられたが，既知の曲の演奏はスムーズにかつ正しいリズムで演奏することが可能であった。

　先のリズムと言語との関わりのなかで触れたように，記憶や弁別，読み書きなどのリズムを意図的（意識的または分析的）に処理する活動と，演奏などの内発的でより自動的（無意識的または非分析的）な処理とでは異なった脳内メカニズムを用いているようである。少なくとも前者に関しては中心前回やウェルニッケ野（上側頭回や縁上回）など左半球の特定の領域の関与が強く，後者に関しては特定の領域の関与については明らかになっていない。

　左右の大脳半球はリズム表出においても左右差があるのかもしれない。前出した脳梁無形成のM氏に童謡『ぞうさん』のリズムを左右の上肢でタッピングさせたところ，M氏の非利き手と思われる右手では，正確に『ぞうさん』のリズムパターンを叩くことが可能であったが，利き手と思われる左手では，付点音符の長さを待つことができず，細かなリズムのタッピングになっていた。

　なお，表出ということに関しては左右の大脳半球の役割が異なること

を，作曲家の吉松隆は経験的に次のように述べている（吉松 2008）。

　　たとえば，脳溢血によって一時は右半身の自由を失いながら，その後左手だけのピアニストとして活躍している舘野泉氏の事例は，音楽脳（右脳）に連なる左手の優位性を証明しているように思える。右手は自由に動かず，左手1本だけの演奏家として活動されているが，その音楽自体にはまったく不自由さがないからだ。
　　興味深いことに「左手だけのピアニスト」というのは音楽史上少なからず存在するが，「右手だけのピアニスト」というのはまず聞いたことがない。このことを単純に「右脳・左脳」の問題だけで説明するのは危険だが，音楽の謎の1つがここにあるのは確かなようだ。

リズムの記憶

　リズムの記憶においても左右の大脳半球は異なった役割をもっている。ポルクら（Polk and Kertesz 1993）が報告した患者 CW は左半球の萎縮により演奏は可能だが，記憶したリズムを再生する場面で障害がみられた。先に述べたように，リズムの記憶では左半球の関わりが強いということなのだろう。しかし同じリズムの記憶であっても，それが拍節的なリズムか否かによって左右の半球の関わりが異なることが脳のイメージング研究から示唆されている（Sakai, Hikosaka et al. 1999）。
　拍節的なリズムとは，基準となる拍に対して，その整数倍で形成されるリズムのことで，1：2：4 や，1：2：3 などで表現することができるリズムのことである。また，拍節的ではないリズムとは，基準となる拍に対して整数ではない間隔，たとえば 1：2.5：3.5 のような形で表現されたものである。機能的 MRI（fMRI）を用いた検討では，拍節的なリズムでは左半球を中心とした賦活が認められたのに対して，非拍節的なリズムでは，賦活は右半球を中心としたものであった。言い換えるならば古典的な音楽やロックのようなビートがはっきりとした音楽のリズムを記憶する場合には左半球での処理が優先され，ストラビンスキー（Stravinsky, I. F.）の作曲し

た『春の祭典』のような変拍子がふんだんに盛り込まれた音楽のリズムを記憶する場合には右半球での処理が優先されると言い換えることができよう。

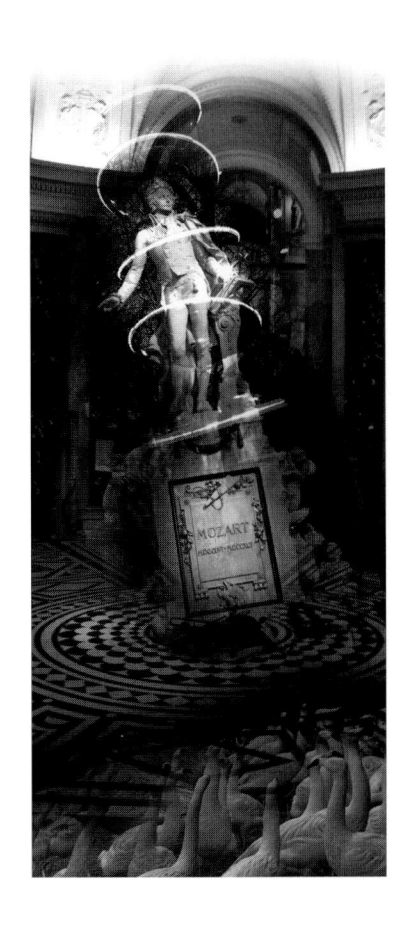

第4章
脳の中の楽譜

A. 楽譜の読み書き

楽譜の読み書きと文字の読み書き

　これまで述べてきたように，言語と音楽はさまざまな形で対比がなされ，そこには多くの共通点を見出すことができる。

　言語と音楽はともに人から発せられ，ともに人に伝えられるものである。手話などを除き，ともに空気の振動によって人々のあいだを媒介するものでもある。言語と音楽は長いあいだ，それらが発せられた瞬間にしか相手に伝えることができなかったため，人々の記憶のなかにしか刻み込むことができなかったが，文字や楽譜などの記号の発明によって言語や音楽を半永久的に残すことができるようになった。文字ほど歴史は古くはないが，われわれは残された楽譜を頼りにして，数百年前の音楽を再現することもできるようになった。

　しかし言語能力が現代社会で重視されるのに対して，音楽能力の現代社会における比重は低く，たとえば小学校1年生で国語に費やす時間は週に9時間であるのに対して，音楽は週に2時間(2011年現在)で，6年間の授業時間を合計すると，国語が1,461時間に対して音楽が358時間と，実に4倍の差がある(ただし小学校は1時間が45分なので，実時間としてはこの3/4の時間に相当する)。だが，このような時間配分に関係なく，人々は日常的に言語に触れ，音楽にも触れているのではないだろうか。

　一方で，日常生活において音楽に触れる時間と言語に触れる時間に比べて，音符に触れる時間と文字に触れる時間の違いはなんと大きいことであろうか。われわれの生活では，音として触れる言語だけではなく，文字として触れる言語も非常に大切なものであり，それらが困難なだけで社会のなかでハンディキャップとなることを繰り返し述べてきた。しかし音楽を楽しむ人々は楽譜に触れることなく，聴くだけでも十分に事足りるようである。

　小説家は，受け手であり直接の消費者である読者に向けて表現している

のに対して，シンガー・ソング・ライターなどを除けば，作曲家は作品を消費者に向けて表現しているのではなく，演奏家を通して聴衆に伝えようとしている。そのような意味で文字と音符は大きく異なり，文字が読み手に向けて書かれた記号であるのに対して，音符は演奏者に向けて書かれた記号なのである。

　もう1つ，文字に比較して楽譜の読み書きに特徴的な点は，その習熟度が千差万別であることだ。日常的に音符を扱うのは音楽を専門にしている人々であろうが，たとえ専門といっても管楽器奏者の多くは中学生のブラスバンドに入ってから始めることが多く，しばらくは読み手としての役割が中心であり音符を書く必要性が生じるのは，音楽大学などの受験を考え始めてからが多い。その一方で作曲家のなかには「文字を読み書きするよりも前におたまじゃくし（音符）をいじっていた」（三善 1974）という人もいるほど音符に熟達している人もいる。このように音楽を専門にしているといってもその習熟度は非常に幅が広い。したがって音符や楽譜の読み書きを研究するということは，言語とは異なる記号体系を研究の対象とする

> ### コラム⑭　楽譜
>
> 　音の高さや長さや強弱などを記録したものが楽譜であるが，音楽で表現されたことがすべて楽譜に記録できるわけではない。そのような限界を乗り越えるために作られたものの1つに図形楽譜がある。この場合は演奏する内容が記録されているというよりは，演奏者に対する刺激やきっかけであり，それに対する反応として演奏が存在するのである（徳丸 1974）。ただし，図形楽譜だけではなく，一般的な五線譜においてもそこからインスピレーションを得ることが少なくない。フランス風の曲であれば音符が流れるように書かれ，一目見ただけでその曲の雰囲気が伝わってきたが，最近の楽譜はコンピュータ上で清書されるために，きれいに表されてはいるが，そのようなプラスアルファの部分が少なくなってきてしまった。ただし，最近のソフトウェアはいくつかの手書き風の出力のパターンが用意され，このような批判に耐えうるようになっている。

だけではなく，さまざまな習熟度を考慮に入れた研究ができるともいえる。

楽譜の読み書きの特異性

　楽譜の読み書きの障害もやはり失音楽の範疇であるが，表出性の失音楽や受容性の失音楽などに比較して，楽譜を読むことができない楽譜の失読や，楽譜を書くことができない楽譜の失書は失語症に伴って生じたために以前は興味がもたれることがなかったそうである(Wertheim 1969)。しかし，失語症を伴わず楽譜の読み書きが障害された純粋症例が報告されるようになって，楽譜の読み書き障害にも次第に興味が向けられるようになり，近年ではヘバートら(Hébert and Cuddy 2006)によって総説も出されている。

　楽譜の読み書き障害の純粋症例が報告される以前にも楽譜の読み書きに言及されることがあったが，楽譜の読み書き障害の機序に関心が向けられたのではなく，楽譜の読み書きが日常的な作業である作曲家が失語症とともに作曲できなくなった例(Alajouanine 1948)や，失語症を発症したにもかかわらず作曲活動を続けることが可能であった例(Luria, Tsvetkova et al. 1965；Assal 1973；Signoret, van Eeckhout et al. 1987)からもわかるように音楽活動の一環として楽譜の読み書きが引き合いに出されていただけであった。その後楽譜の読み書きのメカニズムに関心が向けられ始めたのは，ジャッドら(Judd, Gardner et al. 1983)が報告した文字の純粋失読を発症したが楽譜の読み書きが可能であった作曲家 BL からである。

純粋失読と楽譜の読み書き①（楽譜の読みが良好）

　発症時，BL は 77 歳で作曲家であり指揮者としても活動していた。左半球の後頭側頭葉の脳梗塞によって，失語症とともに書字障害を伴わない読みの障害(すなわち純粋失読)を認めた。この症例の病前の音楽能力はたいへん高く，視唱(楽譜を見てすぐに歌うこと)や視奏(楽譜を見てすぐに演奏すること)が可能で，ピアノを使わなくとも頭の中で音を作り上げて

作曲することも可能であった。

　一方で，脳梗塞を発症してからも，文字の読みは障害されていたが，楽譜の読みは比較的保たれるという特徴があった。ただし楽譜を読むことができたとはいっても，今まで弾いたことのない楽譜を見せられて，その演奏を求められると，単純で予測しやすいメロディであれば問題が露見することはないが，音の動きを予測することが難しいメロディになると読みの困難が明らかであったそうだ。また楽譜を読みながら演奏する際には修正が多く，五線譜を上下に誤って読んでいた。たとえば，ラの音をドと読み，ソであればシと読む具合である。

　また，楽譜の書きの障害は，障害が改善したあとも音高の書きの誤りがみられた。書き取りにおいてもリズムは良好であったが，音高の誤りが明らかであったそうだ。

　このようにBLは文字の純粋失読があり，楽譜の読み書きは相対的に保たれていたが，詳細に検討すると，楽譜の読み書きでも音高の誤りを特徴としていた。文字の読みに比較して楽譜の読みが比較的良好であったことの理由として，ジャッドら(Judd, Gardner et al. 1983)は文字と楽譜の記号体系の違いのほかに習熟度の違いを挙げている。すなわちBLの楽譜の訓練開始時期が文字のそれよりも早かったために脳損傷の影響が少なかったのではないかと考察している。

純粋失読と楽譜の読み書き②(文字の読みが良好)

　文字の読み書きの障害に比較して，楽譜の読み書きが保たれている症例が報告されている一方で，文字の読みの障害とともに楽譜の読みにも障害が認められた症例が報告されている。

　堀越ら(Horikoshi, Asari et al. 1997)が報告した症例は，26歳のピアノ教師で，左後頭葉の脳梁膨大部周辺の静脈奇形によって生じた血腫を除去したあとに，失語症のほか漢字に強い中等度の純粋失読を認め，文字の読みの障害が改善されたあとも楽譜の読みの障害が残存していた。楽譜を模写することは可能であったが，楽譜を読むことは困難で，音符を見てその音

の高さを答えることもできなければ，ピアノで演奏することもできなかった．また，音の高さとリズムを分けて分析すると，リズムパターンの読み取りに比べて，音の高さの読み取りの困難が明らかであった．このように楽譜の読みに困難を認める一方で楽譜の書き取りは良好であったそうだ．

　文字の読み障害が改善されても楽譜の読み障害が残存した背景として，先のジャッドら（Judd, Gardner et al. 1983）と同様に，学習期間の違いが影響したと著者らは考えているようだ．すなわち言語に比較して楽譜の読み書きのほうが学習期間が短かったために障害の改善が遅れ，さらに発症後も日常的に触れるのは言語であり，それによって訓練効果が認められ，改善されたと考察が加えられている（Horikoshi, Asari et al. 1997）．

　このように「楽譜の読み」は，単に言語と比較して音楽の特殊性を述べるだけではなく，習熟度の違いを理解するうえでも格好の題材といえよう．

　また，カペルレッティら（Cappelletti, Waley-Cohen et al. 2000）は，堀越の報告した症例よりも，文字の読み書きと楽譜の読み書きの差がより著しい症例を報告している．

　症例 PKC は 51 歳女性の音楽家で，ヘルペス脳炎で左半球はブロードマンの 37 野を含む後頭側頭領域，右半球はブロードマンの 18 野，19 野を含む後頭側頭葉と後頭頭頂葉の接合部に病変がみられた．病前の音楽能力は高く，楽譜の読み書きだけではなく作曲もこなし，60 曲以上も手がけレコーディング活動も行っていた．また楽譜を見ただけで歌ったり演奏したりすることも可能であった．神経心理学的評価の結果，知的機能はほぼ保たれ，文字の読み書きも良好であった．ただ，計算の障害が若干認められただけであった．一方で，音楽の障害は著明で，♯や♭などの音楽記号の読み書きは可能だったが，音符の読み書きは著しく障害されていた．

純粋失読と楽譜の読み書き③（ともに障害された場合）

　これまでのように楽譜と文字の読み書きは独立して障害されていたが，それらが同程度に障害されることもある．

ビヴァーズドルフら(Beversdorf and Heilman 1998)が報告した症例は変性疾患によって文字の読みだけではなく，楽譜の読みが障害された症例である．この症例は65歳の音楽家の女性で，新しい曲を読むことができなくなるとともに文字を読むことができなくなっていた．PET検査では両側後頭葉の腹側面の血流の低下が認められたため，後頭頭頂葉(背側系)だけではなく，後頭側頭葉(腹側系)が楽譜の読みにおいても重要であると考えられている．サージェントら(Sergent, Zuck et al. 1992)の健常者のPETでの検討では，楽譜の読みには背側視覚系が関与しているとする結果が得られていることから，楽譜の中の空間的な要素(音高表現)は背側視覚系によって処理され，それ以外の♯や♭などの記号は腹側視覚系によって処理されると考えられている．

🎼 コラム⑮　譜面(ふづら)

　「譜面(ふめん)」を「譜面(ふづら)」と表現するのは正式な表現ではないのかもしれない．試しにGoogleで後者を検索してみると300件弱と少ないことからも，一部の人々のあいだでの使われ方なのかもしれない．ただその使われ方を見てみると，「譜面(ふづら)を眺める」，「譜面(ふづら)を見る」という表現が目立つ．読むという行為までは至らないが楽譜に書かれていることを捉える働きを指すのであろう．そのような全体的な判断で利用される楽譜の視覚情報を，ここでは譜面(ふづら)と定義したい．
　一方，似たような表現に譜相(ふそう)というものがある．こちらは楽譜が放つ印象のようなもので，譜面(ふづら)とは異なった視覚処理のように思われる．譜相について，音楽学者の皆川達夫は座談会のなかで次のように表現している．

　　「ヨーロッパの図書館で，いろいろの大作曲家，バッハ，ヘンデルをはじめ，ベートーベン，ブラームス，メンデルスゾーン，ショパンなどの自筆原稿を調べたんですが，おもしろいことに，譜相というものがありますね．ショパンの筆跡にはショパンの音楽が流れている．バッハの

筆跡はいかにも雄渾で，背筋の通っていて，あのゼネラル・バスが鳴っている響きがちゃんと譜面にあるんです」(荻原，賀川ら．1974)

譜面(ふづら)

　これまで「楽譜を読むことの障害」と述べてきたが実際に楽譜の読みにはさまざまな段階が存在する．先に述べたように1つひとつの音符がわからない段階(たとえば Cappelletti, Waley-Cohen et al. 2000)，個々の音符は読めるが複数の関係がわからないために読めない段階(多くの症例はこの段階である)，楽譜の全体像がわからない段階などである．

　たとえば筆者ら(Midorikawa, Kawamura et al. 2003)が報告したウェルニッケ失語による楽譜の読み書き障害例は，記譜用のコンピュータソフトで成型したモーツアルトのソナタは読むことができず曲の同定が困難であったが，市販されているピアノ譜を見せた途端に，書かれている曲を認識することが可能となった．

　その逆に河村ら(Kawamura, Midorikawa et al. 2000)が報告した角回病変のトロンボーン奏者は，旋律を読むことは可能だが，トロンボーンのパート譜やオーケストラの楽器がすべて表現されている総譜では曲の雰囲気が似た別な曲と判断していた．たとえばエルガー(Elgar, E. W.)が作曲した『威風堂々』のトロンボーンのパート譜を見てブラームス(Brahms, J.)の『ハンガリー舞曲』と答えていた．ともに8分音符や8分休符が連続する曲であり，見た目が似通った楽譜である．

　このように譜面の全体像がもつ特徴(譜面)も曲の判断の一助となり，旋律を読み取る能力とは解離することがある．

楽譜の読みの多様性

　これまでに報告された楽譜の失読例の多くは左病変で，なかでも脳の後方の病変が多かった(Hébert and Cuddy 2006)．しかし，左病変でも楽譜の読み書きが保たれた症例も報告されることから(Luria, Tsvetkova et al. 1965 ; Assal 1973 ; Judd, Gardner et al. 1983 ; Signoret, van Eeckhout et al.

1987)，文字の読みのように楽譜の読みの障害をすべて左半球と結びつけて考えることはできない。このように症例ごとに解離が認められる理由はなぜであろうか。考えられる理由の1つとして，楽譜の読みの多様性が挙げられる(Midorikawa, Kawamura et al. 2003 ; Hébert and Cuddy 2006)。

　すなわち，個々の音符を言語的に読み上げる(音符をドレミで答える)，音符の集合をゲシュタルト的に認識する(楽譜を見て曲を判断する)，音符を運動出力に変換する(楽譜を見て演奏する)などの過程が並存し，それぞれが独自に障害されるため，症例間に解離が認められたと考えられる(Midorikawa, Kawamura et al. 2003)。

　これ以外にも左右の半球の機能的な差が習熟によって変化する可能性も考えられる(緑川 2003)。すなわち，左半球病変で楽譜の読み障害を示した症例の多くは演奏家やピアノ教師であるのに対して(Brust 1980 ; Horikoshi, Asari et al. 1997 ; Kawamura, Midorikawa et al. 2000 ; Midorikawa and Kawamura 2000 ; Midorikawa, Kawamura et al. 2003)，左半球病変でも楽譜の読み書きの能力が保たれた患者は作曲家や作曲を日常的に行っていた人たちである(Luria, Tsvetkova et al. 1965 ; Judd, Gardner et al. 1983 ; Signoret, van Eeckhout et al. 1987)。作曲家では楽譜の読み書きが過剰に学習がなされた結果，半球ごとの役割に変化が生じた可能性が考えられる。これ以外にも作曲家では音楽機能が他の認知機能に比較して残存することが多く，先天的な素因が影響している可能性も指摘されている(Zaidel 2005)。

楽譜の読みの障害(リズムの読みと音高の読み)

　楽譜の読みの障害は3種類が知られていた。1つは単一の音符が読めないタイプで，カペルレッティら(Cappelletti, Waley-Cohen et al. 2000)の症例が代表的である。もう1つはリズムよりも音高の読みが困難なタイプで，ブラスト(Brust 1980)の症例1，堀越ら(Horikoshi, Asari et al. 1997)の症例，河村ら(Kawamura, Midorikawa et al. 2000)の症例が含まれる。そしてもう1つのタイプは，リズムの読みと音高の読みがともに障害さ

れ，ブラスト（Brust 1980）の症例2が該当する。

　このように楽譜の読みの障害は，リズムと音高が解離する可能性が示唆されたが確証は得られていなかった。そのようななか，筆者らがリズムに選択的な楽譜の読みが障害された患者を報告した（Midorikawa, Kawamura et al. 2003）。このように楽譜の読みはリズムと音高それぞれが独立して処理されていると考えられる。

楽譜の書き（失語があるが楽譜を書くことが可能）

　失語症を発症したにもかかわらず作曲活動を続けることができた症例としては，ルリアら（Luria, Tsvetkova et al. 1965）の報告した作曲家シェバーリン（Shebalin, V.）が有名である。シェバーリンは，ウェルニッケ失語により，特に文字の読み書きと楽譜の読み書きの差が著しかった症例である。文字の書きでは，一定の長さを超える単語などを書くことができなかったが，作曲活動を続け，数多くの作品を後世に残したことで知られている。発症後もモスクワ音楽学校の教授として彼の弟子たちに教育を行い，弟子たちが作曲した作品を聴き吟味し，それを手直しすることも可能であった。発症後に作曲した作品の質も高く，その様子をロシアを代表する作曲家であるショスタコービッチはこう評している

> Shebalin's Fifth Symphony is a brilliant creative work, filled with highest emotions, optimistic and full of life....（シェバーリンの第5交響曲は，きわめて感情的，楽観的で活気に満ちあふれたものであり，優れた創造的作品である…）

　シェバーリンは死後，剖検が行われ，左半球の側頭葉と頭頂葉下部の軟化が明らかになっている。

　アッサル（Assal 1973）は，左半球の脳梗塞によりウェルニッケ失語を発症したHBを報告した。HBは聴いた曲の曲名を答えることはできなかったが，その理解は可能であった。検査者がハミングで示した音やメロディ

を再現することも可能であった．楽譜の読み書きに関してはいくぶん異なったパターンがみられた．音高を表す音符の呼称は全般的に良好であったが，その長さの呼称はいくぶん困難で，回答の 1/4 は誤りであった．音楽記号の呼称も困難だが演奏で困ることはなく，知らない曲ですら演奏することも可能であった．検査者が言語的に呈示した場合，書き取りは困難だがハミングで呈示した場合，たとえそれが未知のメロディであっても書き取り可能であった．模写も問題なく，作曲も可能であったそうである．

シニョーレら (Signoret, van Eeckhout et al. 1987) は，盲目の 77 歳のオルガン奏者兼作曲家の JL を報告している．JL は点字を使って文字だけではなく楽譜の読み書きを行っていたが，ウェルニッケ失語により点字を用いた文字の読み書き障害がみられたが，楽譜も文字と同様の形式の点字で表されているにもかかわらず，点字による楽譜の読み書きは保たれていた．また発症後も作曲や演奏活動を続けることが可能であり，レコーディングやテレビ出演をこなしていたそうである．

楽譜の書きの障害（移調の障害）

スークら (Souques and Baruk 1930) は左側頭葉の脳梗塞によってウェルニッケ失語となったピアノ教師の症例を報告している．この症例は文字では単語すら読むことができなかったが，楽譜の読みは比較的保たれていた．クレメンティのソナチネをリズムも正しく正確に読むことができたのである．だが，バッハの非常にゆっくりとしたプレリュードの演奏は困難な様子であった．

ソルフェージュ[10]は良好で，音名の呼称や音楽記号の認知，楽譜の書きや模写も良好であったが，高音部譜表から低音部譜表へ書き写すことが困難であった．それにもかかわらず，聴いた曲を書き取ることは可能であった．

---

[10] ソルフェージュ：楽譜を読んだり旋律を楽譜に書き取ったりする能力や音楽理論に関する知識のこと．いわゆる音楽能力の基礎知識のことである．

この症例のように異なった譜表や調に書き写す作業にのみ書きの障害を示すことはまれであり，シャルコー(Charcot, J. M.)によって報告されているのみである。シャルコーの患者は45歳のトロンボーン奏者であり写譜家（コピスト）であった。病因や病巣は不明であるが，急に楽譜の模写ができなくなってしまった。楽譜を見てそれを読むことが可能であるにもかかわらず，それを書き写すことができなくなってしまった。一方，聴いた曲を書き取ることはできたのである。

> **♪ コラム⑯　写譜家（コピスト）**
>
> 　印刷技術が発達した今日では想像できないかもしれないが，以前は楽譜の模写が職業として存在した。素人目には単純に楽譜を写せばよいのだから知識などは必要ないと思われるかもしれないが，演奏者にとって読みやすいだけではなく，演奏しやすい楽譜にするためには音楽や演奏に関する知識が必要である。
>
> 　ちなみに思想家で有名なジャン・ジャック・ルソーも写譜家として活躍していたそうで，貴族や市民の依頼に応じ，特に晩年の8年間は写譜の仕事で満たされていたそうで，11,185枚の楽譜を写譜したそうである（海老沢 1974）。

B. 音楽と記号

　文字の読み書きができない作家は存在しないだろうが，楽譜が読み書きできないアーティストは少なくないと思う。そのような意味で，楽譜の読み書きができるということは，音楽の必要条件ではないようだ。それでも多くの音楽家は音楽を楽譜に書き留め，楽譜に書かれたこと，あるいは書かれていないことを読み取り，演奏することに専念してきた。このようなことを訓練してきた音楽家とはどのようなもので，そのことはわれわれの脳にどのような影響を与えているのだろうか。
　作曲という作業についていえば，曲を創り出す作業と，実際にそれを書

き留める作業が含まれるが，作曲家の吉松隆は経験的に，創り出す作業は右半球の，書き留める働きは左半球の役割として次のような表現をしている（吉松 2008）。

　　右脳「そういえば，作曲家が作曲するときは，右手でペンを持って楽譜を書くよね。で，左手でピアノを弾く。つまり音楽を奏でる」
　　左脳「指揮者も，右手で指揮棒を持って拍子をとるけれど，音楽の表現は必ず左手がでてくるしね」
　　右脳「音楽の神が降りてくるのは，感性が宿る＜左手＞で，それを演奏や楽譜の形にするのが知性の＜右手＞ということなのかな」
　　左脳「音楽は左手に生まれ，右手で掴む。そして，その二者の中心に居るのが＜魂＞ということなんだろうね」

　第1章で触れたウィリアムズ症候群の人々からわかることは，「音楽する」ためには楽譜の読み書きを必要としないということだ。では楽譜の読み書きという能力を通じてどのようなことが見えてくるのだろうか。

楽譜の読み書き障害から見えること

　「音楽する」ためには確かに楽譜の読み書きは必要ないかもしれないが，ある程度の専門的な教育を受けた人々であれば，少なからず楽譜の読み書きは可能である。また幸いにして五線譜は共通語として扱われているため，言語の違いを超えて比較することも可能である。そのような人々が示す楽譜の読み書き障害を通じてどのようなことが見えてくるのだろうか。
　楽譜の読み書き障害を通じて見えてくることの1つは，楽譜の読み書きというものが思いのほか多様な過程であるということである。読みにしても音高やリズムに分けられるだけではなく，同じ音高にしても言語化して読むのか(呼称)，音の高さをイメージして読むのか(歌唱)，あるいは鍵盤との対応(演奏)で読むのかなど実に多様な読み方があるが，障害を通じてそれらの独自性が顕在化されるということである。

見えてくることの2つ目は，楽譜と文字がそれぞれ異なった形で脳内で処理されているということである。ルリアが記載したシェバーリンやアッサルが記載した症例 HB，シニョーレらが記載した JL のように作曲を続けることができた失語症患者は少なくない。一方で多くの音楽家たちは楽譜の読み書きが障害されていた。このような違いが生じる理由として，習熟度の違いを挙げたが，そのような習熟度の違いとして検討できるのも楽譜の読み書きの特徴といえよう。

音楽の認知的な処理に限った話であるが，このように楽譜の読み書きの障害というものを通じて，音楽についての処理の特徴を知ることができるのである。

第5章
治療法としての音楽

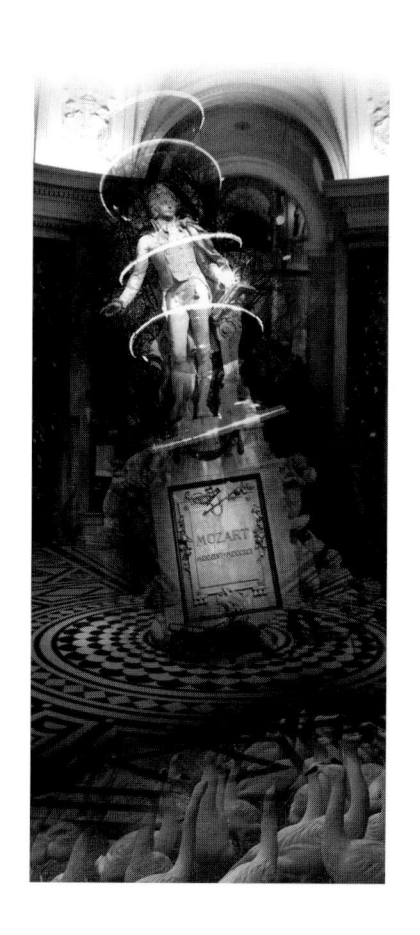

A. コミュニケーションを促す音楽療法

　音楽には人を楽しませるだけではなく，人を癒す機能があることが古くから知られ，治療の手段としても使われてきた。古くはエジプトやギリシアの時代の医学書の中にも音楽による治療について記載され，現代でも民族によっては予言者や祖先や精霊，創造主などと交流を許された一部の人の役割として音楽による治療が行われている (Gregory 1997)。

　しかし音楽による癒しは何も特定の人に許された特権的な行為ではなく，多くの人が日常的に行っている行為でもある。先に紹介したデイサービスでハーモニカを演奏するM氏の場合も，本人は意図していないであろうが，デイサービスの仲間に受け入れられ，周囲の人々に対して治療的な影響をもたらしていただろうし，演奏する彼自身にとっても，周囲に受け入れてもらえたという感覚は，やはり治療的な意味合いがあったと想像される。ではなぜ，M氏の演奏がデイサービスの仲間に受け入れられたのであろうか。理由の1つは，音楽がもつ時代背景によって懐かしさを共有できたことであろう。そしてもう1つの大きな理由は，おそらく音楽という手段そのものが，人の心を開かせる鍵となるのであろう。

　音楽の治療的な手法は，「音楽療法」として知られている。音楽療法は，「音楽のもつ生理的・心理的・社会的働きを用いて，心身の障害の回復，機能の維持改善，生活の質の向上，行動の変容などに向けて，音楽を意図的，計画的に使用すること」と日本音楽療法学会で定義されているが，同じような意味で，「音楽運動療法」，「認知音楽療法」，「神経学的音楽療法」などと称されることもある。これらは対象や手段，そして音楽の役割こそ異なるが，音楽を用いて人に働きかけるという意味では，同じ方向を目指している。しかし，表6に示すように，治療の対象となるクライエントの年齢や障害の種類によって異なった目的をもっている (稲田 2000)。

　たとえば，小児麻痺や半身麻痺の患者を対象にした音楽療法であれば身体的機能の向上に主眼が置かれるだろうし，自閉症の子どもを対象にする

表6 音楽療法の目的(稲田 2000
より)

身体的機能の向上
感覚・知覚的機能の向上
情緒的機能の発達
認知的機能の発達
コミュニケーション能力の発達
社会的機能の発達
精神的安定・心理的充足感の獲得

のであればコミュニケーション能力あるいは社会的機能の発達に主眼が置かれるであろう。しかし，常に1つの音楽療法のセッションが単一の目的をもっているわけではない。

デイサービスに来所する高齢者に対する参加型の音楽療法では，身体的機能の維持・向上に主眼が置かれるかもしれないが，その一方で，精神的安定や心理的充足感の役割をもつだろうし，相互のコミュニケーションや社会的機能にも影響するだろう。逆に入所している高齢者の方々に，精神的安定や心理的充足感をもってもらうために，ボランティアの合唱隊に来てもらったとしても，その場に移動してくるだけでも身体的機能の維持・向上に役立つだろうし，やはりコミュニケーションや社会的な機能にも影響するだろう。

もちろん，音楽という活動だけが，このような側面の向上や発達に影響するのではない。風船バレーなどの運動でもいいだろうし，読み書き計算などの活動でもいくつかの目的は満たすことだろう。身体的機能の向上や認知的機能の向上に対しては，それらが最適かもしれないが，これほど多くのことに少なからず影響を与える活動としては，やはり音楽を通じた活動が一番ではないだろうか。

ヒーリング・ミュージックという言葉があり，多くの人々は音楽療法の効果として，音楽を癒しや快適な刺激としてイメージすることが多いかもしれないが，表6に示されているように，精神的安定・心理的充足感の獲得としての音楽療法は，音楽療法のなかでの役割の1つにすぎず，広く身

体機能から社会的機能に至るまで音楽が用いられている。

音楽との関わり方

　先のデイサービスの例にも述べたように，音楽療法において音楽における関わり方は1つではない。音楽への関わり方も，「音楽を聴く」という形で音楽療法に参加することもあれば，「音楽をする」という形で音楽療法に参加することもある（二俣，鈴木 2011）。しかしこれも先の目的と同じように必ずしも明確には分けられるわけではなく，ボランティアで来ている合唱隊の歌を「音楽を聴く」という形で受動的に聴いているだけのようであっても，歌を口ずさんだり，実際には音にしなくても，心の中で口ずさんで「音楽をする」ということもある。

　音楽療法に用いられる音楽には，「治療として」用いられる音楽と，「治療において」用いられる音楽がある（林 1996）。これらの違いはどのようなものであろうか。まずは，「治療において」音楽が用いられている例から紹介したい。以下は，音楽療法士（由香さん）が，交通事故による頭部外傷で植物状態となった患者（しんじさん）に対して，音によるコミュニケーションを図っている場面の一部である（奥村 2008）。

　　　（音楽療法士の）由香さんが「オートハープ」を弾きながら音楽療法の開幕を告げます。
　　　「♪しんじさ〜ん　これから　音楽やるよ〜」
　　　由香さんは始まりの歌を歌い終わると，今度はオートハープを鈴木さんの胸にあてがい，メロディをハミングしながらゆったりとしたテンポで弾きだしました。『オルゴールのワルツ』（ギロック＝作曲）という三拍子の曲です。鈴木さんの顔に目をやると，とても穏やかな表情をしています。
　　　（中略）
　　　始まりの儀式が終わると，由香さんは次々と多彩な楽器を用いて，鈴木さんの反応を確かめていきます。由香さんの目的は，「認知」の

初期段階として，音楽的な感覚が脳に届いているかどうか楽器を使って観察することにあるのです。
　音刺激によって開眼反応や驚愕反射が起こるかどうか——。低周波領域のドラムや高周波領域のチャイムなど，周波数の違う音を使ったり，音の強さを自在に変化させながら，どんな小さい変化をも見逃さないよう，注意深く観察します。患者さんの感覚入力を観察するのです。

「治療法において」音楽が用いられるとは，「道具として」音楽が用いられると言い換えることができるかもしれない。のちに紹介するようなパーキンソン病患者を対象にした歩行訓練でも音楽が用いられるが，そこでの音楽は歩行を引き起こすための，物理的な刺激の添え物でしかなく，「治療法において」用いられる音楽の最も極端な例といえる。
　音楽が「治療法として」用いられると，そこでの治療は，音楽の特徴が最大限に生かされているといえよう。以下の例は，脳出血により右片麻痺とともに失語症を発症した73歳の男性（HY氏）に対するオートハープを用いた音楽療法の一場面である（出田 2008）。音楽を用いた非言語的なやり取りであるため，状況のすべてをくみ取ることは難しいかもしれないが，「治療法としての」音楽の役割を理解してほしい。

　第2回も奇声を上げて来室した。STが持っていたYes-Noカードをむしり取って床に投げつけたあと，閉眼して顔を背けた。C（ドミソ）—G_7（ソシレファ）—C（ドミソ）で挨拶したあと，G（ソシレ）—C（ドミソ）—G（ソシレ）—D（レ♯ファラ）のコードで演奏すると，かぶっていた帽子で顔を隠した。アイコンタクトが成立しないまま15分が経過したが，Dm-Gm-A_7のコードに「くやしいならば，泣いてもいいの」と歌詞をつけて歌うと，帽子を放り投げて初めてSTを見た。次第に目を潤ませて「あーあー」と言った。「こういう気持ちなの？」と尋ねながらDm-Gm-A_7のコードを演奏し続けると，大きく

何度もうなずき，左手でSTに握手を求め，穏やかな表情になった。

　この患者とのやり取りでは，道具としての音楽を超え，音楽によってコミュニケーションが成立していることがわかる。このような非言語的なチャンネルを用いたコミュニケーションは，何も音楽に限らず絵画や彫刻でも可能だろうが，目の前にいる相手とのあいだで行われる直接的かつ即応的なやり取りという点で，音楽に勝るものはないのであろう。

非言語的なチャンネル

　非言語的なチャンネルを用いたアプローチは，上記のような失語症患者だけではなく，言語的なコミュニケーションがとりにくい自閉症児にとって，何よりも優れたコミュニケーションのチャンネルである(山松1996)。

　これと関連し，筆者としても忘れられない経験がある。ある学生が，卒業論文でどうしても自分の歌を研究対象としたいと言い出した。それも自分の歌を聴いたときの自分の脳の活動を知りたいというのだ。この学生は大学に入ってから精神科の入退院を繰り返し，病院では発達障害の疑いももたれながら治療を続けていた。大学の中でも他者との関係のとり方で何度も苦労を経験してきた学生だが，同時に非常に繊細な感覚ももち合わせていた。

　この学生がそのようなことを言い出したので，筆者としても戸惑いを隠せなかったが，「私の歌を聴いて下さい」と言うので，彼女自信の伴奏による歌を聴かせてもらった(それも楽譜を見ずに聴き取った曲を，そのまま演奏していたそうだ)。携帯電話の録音機能を使って録音された歌を聴いて一瞬，自分の耳を疑ったことを覚えている。そしてこの学生が伝えたかったことも，にわかにわかった気がした。普段は自信なさそうな話し方をする彼女であったが，歌のなかの彼女は非常に生き生きとして，まるで別人のようであった。おそらく彼女にとっては，言語ではなく音楽というものが自分を確認し，自分のことを正確に伝えられるチャンネルであったのであろう。そしてそのことを通じて自分を理解し，周囲に伝えたかった

ことなのかもしれない.

発達障害の療育

自閉症のような先天的にコミュニケーションに問題を抱えた発達障害の子どもに対する音楽療法は，音楽というチャンネルを使ってさまざまな目的をもって行われる．自閉症の子どもたちは，社会的な交流が苦手なことから，音楽を使って周囲の人々への「気づき」を促すこともあるし，視線の共有が苦手なことから，音楽を使ってセラピストとのまなざしを共有するきっかけを作ったりする．また自閉症の子どもたちは，適切な形で要求することが難しいため，音楽によってそのきっかけを作ったりする．

図19は，まなざしの共有を目指したセッションの一部であるが，机とボールを用いてアイコンタクトが出現しやすい場面を設定したうえで，望ましい行動(この場合，指導者の目を見る，ボールをキャッチする)が出現したら子どもが喜ぶような反応を療育者が行い，望ましい行動が出現することを「強化」する行動療法の技法も取り入れながら，うまくアイコンタクトが生じそれを促すようなセッションとなっている(二俣，鈴木2011)．

このように音楽療法は，言語的ではコミュニケーションをとることが難しい人々に対して，「言語外ないしは，言語下のコミュニケーションを試みることによって，彼らの心琴を開かしめることができる」(山松1996)手段である．

上に紹介した音楽療法は，心理療法の1つである行動療法にも似た手法をとるのに対して，心理療法のもう1つの大きな流れである精神分析療法も音楽療法に大きな影響を与えている．次に紹介する事例は，音楽療法士の内田博美が経験した，一見するとADHDのように見える5歳の女の子とのやり取りの例である(内田2011)．

(それまでじっとしていることができなかった女の子が次第に…)
「私のお兄ちゃんは大きくてカッコいいよ」
「弟は小さくて可愛いの」と語り始めます．そして，

【目　　　的】　アイコンタクト・やり取りの経験
【人　　　数】　指導者：1，子ども：1
【用意するもの】　ボール（必要な場合は、ボールを転がすレールを台などで作る）
【設　　　定】　子どもと指導者が対面で座る（子どもと指導者の間は，子どもが指導者を注視できる）

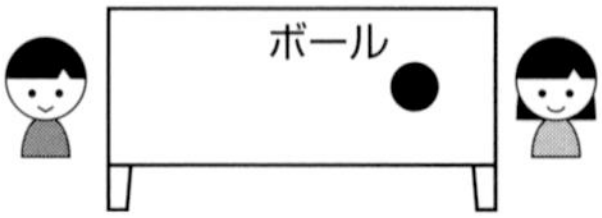

指導者	子ども
ボールを片手で持ち，もう一方の手と打ち合わせながら，「♪○○ちゃんに届け……」と歌う	
動作を止めて「せーー……」と言って間をつくり，子どもとアイコンタクトがとれるのを待つ	
↘	指導者の目を見る
「のっ！」と言ってボールを子どものほうへ転がす	↙
↘	ボールキャッチする
盛大に褒める	↙

〈次は子どもが指導者にボールを転がし，やり取りを続ける〉

【メロディ】

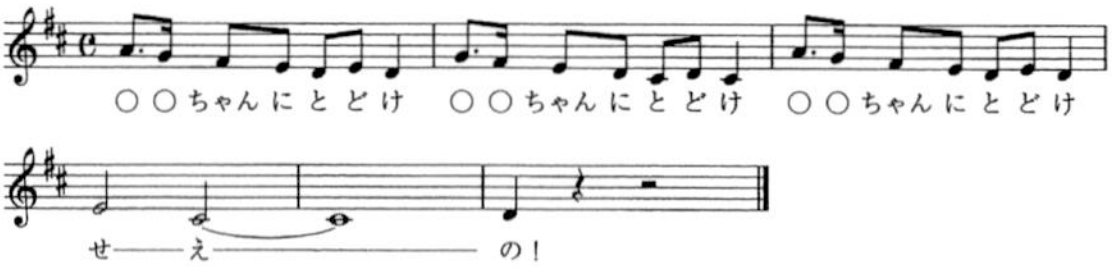

○○ちゃんにとどけ　○○ちゃんにとどけ　○○ちゃんにとどけ
せーえ　　　　の！

図 19　発達障害の子のための音楽療法の実際例

（二俣泉，鈴木涼子著，作田亮一監修：音楽で育てよう―子どものコミュニケーション・スキル．春秋社，2011，pp 50-51 より一部改変）

「ママは私が嫌いなの」という言葉が出たとき，彼女は療法士と向かい合って話をするようになっていました。

　この女の子の場合，自分は愛されていないのかもしれない不安を言葉で表現できたとき，衝動的な態度が少しずつ改善され始めました。

特に子どもの場合，自身の感情を言語化することが難しいが，教育的，治療的に介入するだけではなく，このように音楽を通じて子どもの気持ちをくみ取っていくという活動も，音楽療法の関わり方の1つである。

発達障害の子どもたちを対象とした音楽療法には，一対一という関係だけではなく，子どもたちが伴奏と合わせることで，より多くの人とのあいだの一体感や達成感を感じたり，集団で行う合奏などを通じて仲間意識を得たり，その場にいる人たちの気持ちを1つにし，音楽によってその場の雰囲気を作り替えることができる点などの特徴もある（加藤 2005）。

グループセラピーとしての音楽療法

音楽を通じてこのような一体感を感じるのは，子どもたちに限ったことではない。認知症になると言語的コミュニケーションが難しくなることがあるが，そのような人々にとっても音楽を通じたコミュニケーションやそれによって一体感を感じることは，非常に大切な経験のようである。老人ホームでの音楽療法（老人オーケストラ）を実践している河合眞も，そのような経験を以下のように表現している（河合 2011）。

　みんなで歌を歌うことは，実は想像以上にエネルギッシュな行為です。

　たとえば，あなたが，社会人の混声合唱団に入って，大勢の人たちと一緒に「合唱」体験をもつことになったとします。

　すると，そこで初めて耳にする集団の声のスケールにびっくりするでしょう。

　そして，自分の発する声がその壮大な合唱の森の一端を担っている

ことに，二度びっくりして感動するはずです。

巨きな森のような豊かな声の重なり，歌声の振動のなかにいて，声を発すると，まるで全身が共振し，共鳴して，脳の奥まで振えるような興奮を覚えるはずです。

それは「原始的衝動」といってよい感覚ですが，混声合唱団のような鍛えられた優秀な集団でなくても，わが老人オーケストラの気ままな合奏団においても同じことがいえると思います。

それぞれが鳴らす楽器の音が全体の音のなかに溶けあって，一つの「全体」を作り出すとき。大げさにいうならば，合奏することは，自己表現を通して共同体を体験し，そこであらためて自己発見をするという行為なのです。

心理学には，精神分析や行動主義(行動療法)などさまざまな立場が存在し，より最近では，神経科学とも近い立場で心理学の研究がなされているが，音楽療法も多かれ少なかれ，それらと関連してきたといえよう。特に臨床心理学との関連では，精神分析や行動療法のそれらとの関連性があるとこれまでも述べてきたが，同じ臨床心理学の流れのなかでより新しい考え方として，マズローやアドラーらの提唱する人間性心理学という立場がある。この立場の特徴は，人々の病的な側面ではなく，健康な面に着目するとともに，「自己実現」と呼ばれる状態に主眼が置かれている点である。この自己実現は，「達成感，安定感，自信，自尊心と誇り，信念，生活の喜びが互いに交錯し，多彩な人格状態」を表した状態であるが(上田1986)，河合の実践している老人オーケストラは，言葉とは異なったチャンネルを用いて，人々にそのような状態を作り上げているのかもしれない。

もう一人の自己と出会う

心理検査の手法の1つに投影法がある。「実のなる木」を描かせるバウムテストや「家と木と人」を描かせるHTPテスト，あるいは箱の中に砂

A. コミュニケーションを促す音楽療法

とミニチュアの人や物を配置させる「箱庭療法」がそうである。描かれた場所や描き方，ミニチュアの配置の仕方などを通じて，その人の内面を理解しようとする手法である。これらの手法の特徴は，描いた本人が意識して表現しようとせずとも，描かれた物を通じてその人の内面を理解（解釈）することができるという点である。ある種の音楽療法では，これと同じように音楽という異なったチャンネルを用いて何かを表現することによって，言葉では知りうることができなかった自己の内面を理解することができるというのだ。生まれてこのかた，絵を描いたことがない人は皆無に近いだろうから，何かを描いて表現することは想像できるだろうが，本当に音楽を通じて何かを表現することなどできるのであろうか。

音楽を表現することに対する躊躇や恥らいは，音楽の経験がないからだけではないようだ。たとえ音楽の専門的な教育を受けていたとしても，音楽によって自己を表現することには躊躇があるようだ。次に紹介する音楽療法士の内田博美も，当初は躊躇したようである。以下は，彼女が音楽療法士の勉強のためにドイツに留学し，そこで自身が初めて音楽療法を受けたときの体験である（内田 2011）。

　　立ち上がって楽器のところへ向かうと，床に置いてあるカリンバ（アフリカの民族楽器）を見つけました。両手の親指で鳴らす小さな楽器。細長い鉄片を爪で"ピン，ピン"とはじくと，単純だけど美しい音がします。私はこの楽器に決めました。音楽療法士はピアノの前に座っていました。

　　水を打ったような静けさ。これから演奏が始まります。楽譜はありません。カリンバの音が私たちの音楽の始まり。音楽療法士も静かにピアノを弾き始めました。
　　5分くらいでしょうか。私たちは二人とも遊ぶように楽器を弾き続けました。途中で私はカリンバを弾きながらハミングするように歌ってみました。相手の音を聴きながら気ままに弾いて，ピアノの音もカ

リンバの音も消えていくように音楽は終わりました。
　（中略）
　（私は）何も考えずに弾いただけです。感想なんて特にありません。
　しかし，音楽療法士はこの音楽で驚くべき体験をしていました。演奏中，一つの風景が目の前に広がって見えたというのです。それは海辺の風景。そこで小さな女の子が一人，貝殻で遊んでいる…。
　（中略）
　「この子は…私…？」
　そんなことは絶対にあり得ないと思いながら，いつの間にか目には涙があふれていました。
　しばらくのあいだ，涙する自分への驚きと，それから不思議な安堵感で，私は胸がいっぱいでした。
　「音楽というのは，演奏するその人以上にその人物を表すんだよ」
　音楽療法士は満足そうにうなずいています。

　にわかには信じがたいかもしれないが，このように"即興の"音楽を通じ，その人自身に出会うことができるという。もしかしたら解釈する人によって，そこに見えてくる光景は異なってくるのかもしれないが，先に述べたように，音楽という異なったチャンネルを使うことによって，言語とは異なった形で，その人の内的な世界が表現されたともみることができるかもしれない。
　この種の音楽療法では，子どもになったつもりで遊ぶように自由に楽器を弾くことが求められており，フロイトの自由連想法のごとく，浮かんだ音楽を通じて，その人の本質ともいえる無意識の世界を探求するそうである（内田 2011）。
　また内田の経験のなかで，音楽療法士が音楽を聴いて映像を語る場面があったが，音楽療法の経験を積むことによって，内田自身も即興演奏を聴き，突如として映像を見ることができるようになったという。このような経験は，文字を見て色を見るというように，複数の感覚が融合して，別な

感覚から別な感覚を導き出すような共感覚とも類似した経験なのかもしれない。

B. 運動を引き起こす音楽療法

　これまで述べてきたように，音楽療法はコミュニケーションが困難な人々を対象とするだけではなく，運動障害を特徴とするパーキンソン病患者に対しても，非常に効果を発揮することが知られている。しかしそこで用いられる手段や目的は，失語症の患者を対象とする音楽療法とは大きく異なっている (Sacks 2007)。失語症患者を対象とした場合，先に述べたように治療者とのあいだでの相互作用(音楽や言語による交流，体の接触，身振り，動きの模倣，声の抑揚)が重要になるが，パーキンソン病患者を対象にした音楽療法では，音楽がもつ，より物理的側面が利用されている。第3章でも述べたように，パーキンソン病の患者では，メトロノームなどの聴覚的な刺激によって歩行が改善するように(McIntosh, Brown et al. 1997, Thaut, McIntosh et al. 1996)，音楽そのものよりも周期性をもった聴覚刺激が最も効果を発揮する。日本神経学会が示す『パーキンソン病治療ガイドライン2011』にも，「外部刺激，特に聴覚刺激による歩行訓練で歩行は改善する」と書かれ，推奨グレードも最も高いグレードA(強い科学的根拠があり，行うよう強く勧められる)となっている(日本神経学会 2011)。

　パーキンソン病を対象とした音楽療法は，聴覚的な刺激によって運動が自動的に駆動される点を利用されており，何も音楽ではなくとも，メトロノームなどでも十分に効果があるが，音楽療法のもつ「精神的安定・心理的充足感の獲得」なども加味して，日常的にリハビリテーションに生かせるようなCDも開発されている(林 2012)。このCDでは，メトロノームの音に合わせて，さまざまな楽曲が録音されており，音楽を聴いているだけで，リハビリテーションの効果が上がるように工夫されている。

運動と強く結びついた音楽療法の1つに，サキソフォーン奏者や作曲家としても活躍する野田燎が提唱する音楽運動療法がある。音楽療法の対象となる人をトランポリンの上で，上下に運動させながら，その上下に合わせて生演奏をするという手法である。視覚，体性感覚，平衡感覚，運動覚，聴覚といったさまざまな感覚を用いて，発達障害，認知症だけではなく，頭部外傷による遷延性意識障害などの患者に幅広く効果がある手法といわれている（野田 2009）。

C. 音楽療法──その他の役割

音楽によって自信につなげる

音楽を媒介とした治療法には，このほかにもいくつかの役割がある。たとえば楽器を始めた最初の頃に感じることが多いと思うが，練習をすることによって「上手になる」という実感をもつことができる。筆者の知り合いにも学生時代からトロンボーンを吹いている友人がいるが，30歳を過ぎた頃から三味線を習い始めたそうだ。長年慣れたトロンボーンのほうが自由度が高いにもかかわらず，彼は上達が目に見えやすい三味線のほうが明らかに楽しいと言っていた。効力感や自信ともいえるかもしれないが，このような感覚は，人間にとっても根源的なものなのであろう。

音楽療法士の熊本美也子は，ウイルス性脳炎によって高次脳機能障害となったある中学生が，以前に習っていたピアノを通じて，高次脳機能障害の認知機能向上にもつながるのではないかという経験（熊本 2003）を通じて，それまでピアノを習ったことがない年配の方々を中心とした高次脳機能障害の方々へのグループ指導を展開している。それまでピアノを弾いたことがない年配の方々がレッスンを重ねるごとに少しずつピアノが弾けるようになり，音楽を表現できるようになっていった。さらにこのような音楽活動を通じて，高次脳機能障害の当事者だけではなく，同席した家族にも影響する様子は，狭い意味での音楽療法には当てはまらないかもしれないが，さまざまな形で，音楽が人に影響を与えるといえるだろう。

音楽は万能か

　音楽は常に人に対して心地よい刺激かというとそうではないようだ。2011年3月の，東日本大震災における音楽療法士の活動の一助にと，阪神淡路大震災時の音楽療法学会の近畿支部特別対策チームが会員向けの資料を作成したが，そのいくつかを紹介したい（表7）（日本音楽療法学会近畿支部対策特別チーム 2011）。

　これらは阪神淡路大震災での被災者が感じた音楽に対する感想である。それも一般の人々ではなく，日頃から音楽に触れている音楽療法士の声を集めたものである。実際にどの程度の人がこのように受け止めたかわからないが，少なくとも音楽の効能については誰よりもよく知っているはずの

表7　阪神大震災のときに音楽療法士が感じたこと（日本音楽療法学会 2011）
- 安心・安全が確保されないかぎり，音楽を受け入れられる状態ではなかったです。
- 何日か経った頃，避難所でコンサートがあるというビラを見て，両親や息子を連れて，20〜30分歩いて出かけました。唱歌や童謡が心に響きました。
- ライフラインが回復し始めた約3週間〜2か月頃から普段聴いていたラジオや，BGMとしてかけていたCD（ポップス，ジャズ，クラシックなど）も聴くようになりました。
- 1か月以上，音楽を聴こうとも，聴きたいとも思いませんでした。コンサート自体は楽しくても，その後にむなしさや寂しさがあるという声を聞きました。
- 避難所などに慰問で演奏に来られている音楽家の音には違和感があり，神経を逆なでされた気分でした。
- 応援・励まし的な意図のないさりげない音に癒されました。

表8　阪神大震災のときに音楽療法士が支援を実施して感じたこと（日本音楽療法学会 2011）
- 震災後の訪問では，「音楽なんかやっていられるか」「水は持って来たのか」「食べ物は」と厳しい言葉が飛び交いました。私たち自身も被災者であることをお話しし，歌をお届けし，その輪が少しずつ広がるなかで，ともに歌い，涙される方もありました。「おなかはいっぱいにならないけど，心が温かくなるね」という言葉を頂き，一緒に泣きました。一緒に悲しむこともあってよいと思います。
- 最初は厳しい言葉をかけていた被災者の方も，私たちが帰る頃には「明日も来てくれるか」と声をかけてくださいました。「一人じゃないんだね」と話しかけてくださる被災者もありました。

人々がいざというときには音楽を受け付けないとは、どのような意味をもっているのであろうか。

　本書の冒頭に、海王丸の中で一夜を過ごした実習生や、京都府舞鶴市の国道175号の冠水でバスの上に取り残された人々を例として述べたように、音楽はその集団が何かに立ち向かうときには強い力を発揮するのかもしれない。しかし人がいざ極限状態に置かれたときには、音楽は無力のようである。一方で、もう1つの声も紹介したい(**表8**)。

　たとえ音楽療法士としての立場で被災地に入っても、被災者からは厳しい言葉が投げかけられるようだが、それでも受け入れてもらえた範囲では連帯感を生み出しているのかもしれない。

おわりに
人間にとって音楽とは

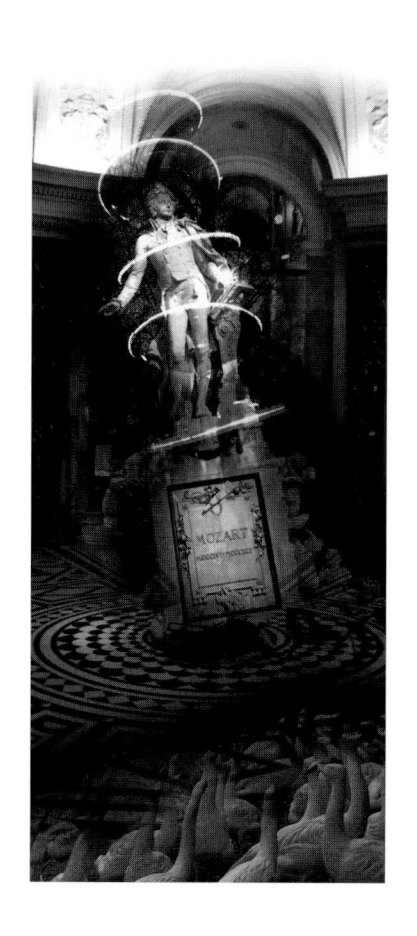

音楽と言語の違い

　これまで見てきたように音楽の障害は非常に多岐にわたっていた。また音楽の機能によって障害の様相も異なり，パーキンソン病や脳梁損傷例でみられた音に対するリズム同期能力の頑健性のように，障害によっても比較的残存しやすい能力がある一方，楽譜の読み書きのように比較的障害を受けやすい機能もあった。だが楽譜の読み書きは障害を受けやすい一方で，作曲家のように障害を受けにくい場合も存在した。これらにはなんらかの意味があるのであろうか。ここで取り入れたい視点はミズン（Mithen 2005）が指摘する音楽の進化心理学的な視点である。

　冒頭で述べたように音楽の役割とは何であろうか，その意味を考えてみたい。一般的には音楽は人を楽しませたり癒す働きがあることは周知のことである。しかしそれは個人的な出来事でしかない。たとえば言語の働きを考えてみても，言語は思考の道具であるとはいわれているが，ヴィゴツキー（Vygotsky 1934）の言うように思考の道具として形成される前提としては他者とのコミュニケーションが必要である。音楽も同様に他者の存在が必要である。機械で自動生成された音楽を聴く場合などを除いては，音楽の作り手がいて受け手がいるし，演奏者がいて聴衆がいるのである。このように言語と同様に音楽には他者が必要である。とはいえ言語と音楽が同じような機能を有しているわけではないであろう。それでは言語とどのように異なるのであろうか。

　言語と異なる点の1つ目は受け手の数である。言語によるコミュニケーションの場合には，1対1から1対多まで想定されている。すなわち「私とあなた」という関係から，オバマ大統領の就任演説にあるように1対180万人に至るまで多岐にわたるが，音楽の場合には親が子どもに聴かせる子守歌のほかは受け手は常に複数が対象となっている。1対多のほうはロックコンサートの野外ステージにあるように数万人を対象とすることも珍しくない。このように音楽は多数の受け手を想定している。

　言語と音楽の異なるもう2つ目の点は送り手の数である。言語は1対多，すなわち送り手が1人で受け手が多数という状況は珍しくないが，送

り手が多数となる多対多は非常に特異な状態である。たとえディベートの授業などで子どもたちがグループに分かれて議論を戦わすことがあるかもしれないが，同時に複数の発言者が発言することはないであろう。一方で音楽はどうであろうか。ピアノリサイタルなどを除いてそのほとんどが合奏や合唱の形態であり，送り手が複数であることがほとんどである。このように音楽は多数の送り手を前提としている。

　言語と音楽が異なる3つ目の点は，送り手と受け手の関係および送り手のあいだ，受け手のあいだの関係である。まずは送り手と受け手の関係を見てみよう。コンサート（この場合は歌謡曲やロックのコンサートをイメージしてほしい）でも地域の盆踊り大会でもよいが，演奏者と聴衆（盆踊りであれば踊り手）の関係は一方通行ではなく，相互作用的である。たとえばアイドル歌手のコンサートに来ている人々は，おとなしく歌を聴いているであろうか。同じようにハードロックのコンサート会場にいる聴衆（もはや聴衆とはいえないかもしれない）は首を動かさずにじっと聴いているであろうか。そうではなくアイドル歌手の会場にいる人々は，歌の間（ま）に合わせて間の手（あいのて）を入れ，ロックコンサートの若者はビートに合わせて身体全体を揺さぶっている。盆踊り会場にいる踊り手などは太鼓の響きと分離が困難で，どちらが送り手か受け手かわからない状態である。もちろんクラッシックコンサートのように受け手が微動だにしないことを求められているような演奏形態もあるが，ウィーンフィルのニューイヤーコンサートのアンコールでも映っているが，聴衆は『ラデツキー行進曲』で手拍子をとても楽しんでいるようである。このように多くの音楽では演奏者と聴衆の一体的な雰囲気を楽しんでいるようである。言語でこのようなことはありうるのだろうか。もちろん1対1のときにはやり取りが行われているのだから相互作用的であろうが，1対多のときにはどうであろうか。情報の点からは難しいかもしれないが，非言語的なコミュニケーションの点では相互作用的に働いているらしい。岡山県立大学の渡辺富夫の研究（渡辺 2002）で，聴衆がうなずくことによって話者の発話が促進されるだけではなく，聴衆の理解も促進されるそうである。ただこの点

は音楽が古くからもっていた機能の痕跡ではないかと考えられる。

　音楽がもつ最も大きな違いは，送り手側すなわち演奏者間の一体感のみならず，受け手すなわち聴衆のあいだにある一体感である。アイドル歌手のファンによる間の手は寸分違わずに発せられるし，ロックコンサートでも聴衆は同じビートで動いている。このように音楽の本質的な特徴は送り手と受け手の一体感にあるのではないだろうか。盆踊りなども考え合わせると，そもそも音楽の本質においては受け手と送り手を分離すること自体が無意味なのかもしれない。

　ここで本書に登場した各種の障害をもう一度整理してみたい。まず歌や演奏の障害で見えてきたことは，言語機能が左半球に局在するのに対して，音楽機能は右半球の関わりが強く，一方で発語に比較して歌唱の局在性が弱いということであった。すなわち右半球の部分的な損傷では失われにくく頑健であるということである。同じように音に同期する機能も失われにくいことが明らかであった。パーキンソン病や脳梁損傷例では，光に同期することは困難になることがあっても音や動きのある光に対しては障害されにくいことが明らかであった。このことからも音や動きに合わせるということが頑健だといえるのではないだろうか。

音楽はなぜ頑健か

　それではこれらの機能が頑健であることは何を意味するのであろうか。神経心理学の原理の1つにジャクソンが述べた「神経系の進化と解体」がある。すなわち進化的にあとの時期に獲得された機能であるほど疾患などに対する抵抗性が弱いため障害として現れやすく，逆に進化的に早い時期に獲得された機能であるほど障害を受けにくいということである。言い換えれば進化的にあとの時期に（文化的にと言い換えることもできるだろう）に獲得された機能であるほど脆弱であり，進化的に早くから備わっている機能は頑健であるといえる。それでは先のような機能との関連はどのようなものであろうか。

　サックス（Sacks 2007）は，「結合はリズムによって実現する」と述べて

いるが，筆者は，歌謡曲やロックのコンサートから盆踊りに至るまで演奏者と聴衆，聴衆と聴衆を結びつけているのは音や動きに対する"同期"であると思う。またこれを意図的に利用したのが軍隊における音楽の利用であろう。すなわち音や動きを媒介として人と人を結びつける基本的な機能が同期なのである。

そして歌もどうであろうか。サッカー会場での国歌の斉唱は選手とサポーターの結びつきを強め，教会や寺院での讃美歌や読経は信者同士（おそらくは神との一体感も感じているのかもしれない）の結びつきを強めている。このようにリズムや歌による同期は，人との結びつきを強め一体感を形成する働きがあるようである。そして音楽はおそらくは原始の時代から受け継がれたものかもしれない。その証拠に音楽や踊りをもたない民族は皆無ではないだろうか。

同期が一体感を形成する

このようにリズムや歌による同期は太古の昔から人々の一体感を形成し，そうすることによって恐怖に打ち勝ってきたのではないだろうか。冒頭に述べたように，浸水する海王丸の中や舞鶴市の冠水のバスの上で歌われた歌は，太古の昔から音楽がもつ機能に裏づけされたものではないだろうか。最後にバスの水没事故で生還した方の手記（中島 2009）からそのときの様子を紹介したい。

> みんなの歌声に包まれて，私は胸が震え，鳥肌が立っていました。
> さっきまでうなだれて黙り込んでいた人たちが，みんな精いっぱい声を出して歌っているのです。私のへたな歌などもはや完全にのみ込まれて，圧倒され，私は黙ってしまいそうなほどでした。そこで私はさらに大きな声を張り上げて歌いました。
> 「涙がこぼれないように……」
> 歌詞のように，本当に涙がこぼれないように歌うのに必死で，鼻の奥がツンとします。

みんなで声を合わせて歌うと，不思議なことにそれまで凍え切っていた身体の芯が熱くなり，お腹の底から勇気がふつふつとわいてくるように感じられます。

　現代ではめったなことではこのような体験をすることはなかろうが，古代では日常茶飯事だったであろう。そのような経験が DNA として現代のわれわれのなかにも息づいているのではなかろうか。

引用・参考文献

Alajouanine T : Aphasia and artistic realization. Brain 71 : 229-241, 1948
Amaducci L, Grassi E, et al : Maurice Ravel and right-hemisphere musical creativity : influence of disease on his last musical works? Eur J Neurol 9 : 75-82, 2002
天野清：語の音韻構造の分析行為とかな文字の読みの学習．教育心理学研究 18 : 76-90, 1970
天野清：中度精神発達遅滞児における語の音節構造の分析行為の形成とかな文字の読みの教授＝学習．教育心理学研究 25 : 1-12, 1977
天野清：学習障害の予防教育への探求―読み書き入門教育プログラムの開発―．中央大学出版会，2006
Assal G : Wernicke's aphasia without amusia in a pianist. Rev Neurol (Paris) 129 : 251-255, 1973
Ayotte J, Peretz I, et al : Congenital amusia : a group study of adults afflicted with a music-specific disorder. Brain 125 (Pt 2) : 238-251, 2002
Azulay JP, Mesure S, et al : Visual control of locomotion in Parkinson's disease. Brain 122 (Pt 1) : 111-120, 1999
Basso A, Capitani E : Spared musical ability in a conductor with global aphasia and ideomotor apraxia. J Neurol Neurosurg Psychiatry 48 : 407-412, 1985
Beaumont JG, Kenealy PM, et al (eds) : The Blackwell dictionary of neuropsychology. Blackwell Publishers, Oxford, 1996 ［岩田誠(他監訳)：神経心理学事典．医学書院，2007］
Benton AL : The amusias. In Critchley M and Henson RA (eds). Music and the brain : studies in the neurology of music. Heinemann, London, pp378-397, 1977
Benzon W : Beethoven's Anvil : Music In Mind And Culture. Basic Books, New York, 2001 ［西田美緒子(訳)：音楽する脳．角川書店，2005］
別宮貞徳：日本語のリズム．講談社，1977
Bever TG, Chiarello RJ : Cerebral dominance in musicians' and nonmusicians. Science 185 : 537-539, 1974
Beversdorf DQ, Heilman KM : Progressive ventral posterior cortical degeneration presenting as alexia for music and words. Neurology 50 : 657-659, 1998

Blacking J : How Musical Is Man? Faber & Faber, London, 1976
Blacking J : A Commonsense View of All Music. Cambridge Univesity Press, Cambridge, 1987 ［徳丸吉彦（訳）：人間の音楽性．岩波書店，1978］
Botez M, Wertheim N : Expressive aphasia and amusia following right frontal lesion in a right-handed man. Brain 82 : 186-202, 1959
Brust JC : Music and language : musical alexia and agraphia. Brain 103 : 367-392, 1980
Cappelletti M, Waley-Cohen H, et al : A selective loss of the ability to read and to write music. Neurocase 6 : 321-332, 2000
Condon WS, Sander LW : Neonate movement is synchronized with adult speech : Interactional participation and language acquisition. Science 183 (4120) : 99-101, 1974
Confavreaux C, Croisile B, et al : Progressive amusia and aprosody. Arch Neurol 49 : 971-976, 1992
Cybulska E : Bolero unravelled. A case of musical perseveration. Psychiatric Bull 21 : 576-577, 1997
Deutsch D : An auditory illusion. Nature 251 : 307-309, 1974
Di Pietro M, Laganaro M, et al : Amusia : Selective rhythm processing following left temporoparietal lesion in professional musician with conduction aphasia. Brain and Language 87 : 152-153, 2003
Di Pietro M, Laganaro M, et al : Receptive amusia : temporal auditory processing deficit in a professional musician following a left temporo-parietal lesion. Neuropsychologia 42 : 868-877, 2004
Don AJ, Schellenberg EG, et al : Music and language skills of children with Williams syndrome. Child Neuropsychology 5 : 154-170, 1999
海老沢敏：写譜の美学ルソーの場合．NHK 交響楽団（編），海老沢敏（監修）；楽譜の世界．2（音楽の現場と楽譜），日本放送出版協会，pp190-198, 1974
Fabbri-Destro M, Rizzolatti G : Mirror neurons and mirror systems in monkeys and humans. Physiology (Bethesda) 23 : 171-179, 2008
Forssberg H, Johnels B, et al : Is parkinsonian gait caused by a regression to an immature walking pattern? In Hasller RG and Christ JF (eds). Parkinson-specific motor and mental disorders. Raven Press, New York, pp375-379, 1984
Fry DB : An experimental study of tone deafness. Speech : 1-7, 1948
藤田竜生：リズム．風涛社，1976
福井一：音楽の感動を科学する．化学同人，2010
二俣泉，鈴木涼子：音楽で育てよう―子どものコミュニケーション・スキル．

作田亮一（監修），春秋社，2011
Gardner HE : Intelligence Reframed : Multiple Intelligence for the 21st Century. Basic Books, New York, 1999 ［松村暢隆（訳）：MI：個性を生かす多重知能の理論．新曜社，2001］
Gardner RA, Gardner BT : Teaching sign language to a chimpanzee. Science 165 : 664-672, 1969
Geschwind N, Levitsky W : Human brain : left-right asymmetries in temporal speech region. Science 161 : 186-187, 1968
Geshwind N : The brain of a learning-disabled individual. Ann Dyslexia 34 : 319-327, 1984
Gordon HW, Bogen JE : Hemispheric lateralization of singing after intracarotid sodium amylobarbitone. J Neurol Neurosurg Psychiatry 37 : 727-738, 1974
Gordon N : Developmental dysmusia (developmental musical dyslexia). Dev Med Child Neurol 42 : 214-215, 2000
Gregersen PK, Kowalsky E, et al : Early childhood music education and predisposition to absolute pitch : teasing apart genes and environment. Am J Med Genet 98 : 280-282, 2001
Gregersen PK, Kowalsky E, et al : Reply to Henthorn and Deutsch : Ethnicity versus early environment : Comment on early childhood music education and predisposition to absolute pitch : Teasing apart genes and environment' by Peter K, Gregersen, Elena Kowalsky, Nina Kohn, and Elizabeth West Marvin [2000]. Am J Med Genet Part A (143A) : 104-105, 2007
Gregory AH : The roles of music in society : The ethnomusicological perspective. In Hargreaves DJ and North AC (eds). The social psychgology of music, Oxford University Press, New York, pp123-140, 1997 ［磯部二郎（他訳）：人はなぜ音楽を聴くのか——音楽の社会心理学．東海大学出版会，2004］
長谷川眞理子：生き物をめぐる４つの「なぜ」．集英社，2002
林明人：パーキンソン病に効く音楽療法CDブック——大学病院や介護の現場で改善例が続出！　マキノ出版，2012
林庸二：音楽の治療的機能．櫻林仁（編）；音楽療法研究——第一線からの報告，音楽之友社，pp23-39, 1996
Hébert S, Cuddy LL : Music-reading deficiencies and the brain. Advances in Cognitive Psychology 2 (2-3) : 199-206, 2006
Hébert S, Racette A, et al : Revisiting the dissociation between singing and speaking in expressive aphasia. Brain 126 (Pt 8) : 1838-1850, 2003
Henson RA : Amusia. In Frederiks JAM (ed). Clinical Neuropsychology, 1,

Elsevier, Amsterdam, pp483-490, 1985
Henthorn T, Deutsch D : Ethinicity versus early environment : comment on Early childhood music education and predisposition to absolute pitch : teasing apart genes and environment' by Peter K, Gregersen, Elena Kowalsky, Nina Kohn, and Elizabeth West Marvin [2000]. Am J Med Genet A 143 : 102-103 ; author reply 104-105, 2007
平林一，稲木康一郎，他：脳血管障害例における注意障害リハビリテーション．失語症研究 18 : 127-135, 1998
Hirata Y, Kuriki S, et al : Musicians with absolute pitch show distinct neural activities in the auditory cortex. Neuroreport 10 : 999-1002, 1999
Hoeft F, Meyler A, et al : Functional and morphometric brain dissociation between dyslexia and reading ability. Proc Natl Acad Sci USA 104 : 4234-4239, 2007
Horikoshi T, Asari Y, et al : Music alexia in a patient with mild pure alexia : disturbed visual perception of nonverbal meaningful figures. Cortex 33 : 187-194, 1997
堀内敬三：音楽五十年史（上）・（下）．講談社，1977
出田和泉：神経心理学的リハビリテーションにおける音楽療法．鹿島晴雄，大東祥孝，他（編）；よくわかる失語症セラピーと認知リハビリテーション．永井書店，2008
稲田雅美：音楽療法．谷口高士（編）；音は心の中で音楽になる［音楽心理学への招待］，北大路書房，pp183-202，2000
Itoh K, Suwazono S, et al : Electrophysiological correlates of absolute pitch and relative pitch. Cereb Cortex 15 : 760-769, 2005
糸井千尋：単語・感情処理優位半球の個人差の検討―Dichotic Listening Test を用いて．中央大学大学院研究年報　文学研究科篇 42 : 179-184, 2013
Ivry RB, Keele SW : Timing functions of the cerebellum. J Cogn Neurosci 1 : 136-152, 1989
岩田誠：音楽と脳．メディカルレビュー社，2001
Jackson JH : Croonian Lectures on evolution and dissolution of the nervous system. Lancet i : 555-558, 1884 ［秋元波留夫（訳）：ジャクソン　神経系の進化と解体．創造出版，2000］
Judd T, Gardner H, et al : Alexia without agraphia in a composer. Brain 106 (Pt 2) : 435-457, 1983
Kalmus H, Fry DB : On tune deafness (dysmelodia) : frequency, development, genetics and musical background. Ann Hum Genet 43 : 369-382, 1980

加藤博之：子どもの豊かな世界と音楽療法―障害児の遊び&コミュニケーション．明治図書，2005
河合眞：音楽療法(セラピー)でもううつ，認知症にさせない：感動のメンタルケア：the power of music saves you from growing senile. 青萠堂，2011
河村満：失音楽(amusia)―表出面の障害について―．音声言語医学 37：468-473，1996
Kawamura M, Midorikawa A, et al：Cerebral localization of the center for reading and writing music. Neuroreport 11：3299-3303, 2000
Kertesz A, Hillis A, et al：Frontotemporal degeneration, Pick's disease, Pick complex, and Ravel. Ann Neurol 54 Suppl 5：S1-2, 2003
Kimura D：Let-right differences in the perception of melodies. Q J Exp Psychol 16：355-358, 1964
Klages L：Vom wesen des rhythmus. Verlag Gropengiesser, Zürich and Leipzig, 1944［杉浦実(訳)：リズムの本質．みすず書房，1994］
Knoblauch A：On disorders of the musical capacity from cerebral disease. Brain 13：317-340, 1890
小泉文夫：日本の音．青土社，1977
小泉文夫：おたまじゃくし無用論．青土社，1980
小泉文夫：人はなぜ歌を歌うか．学習研究社，2003
Kujala T, Huotilainen M, et al：Visual cortex activation in blind humans during sound discrimination. Neurosci Lett 183(1-2)：143-146, 1995
熊本美也子：高次脳機能障害へのピアノを用いた音楽療法．日本音楽療法学会誌 3：196-204, 2003
笈田庸吉：絶対音楽教育の研究．第4輯，解説及教育体系．シンキャウ社，1937
Lenhof HM：Absolute pitch and neuroplasticity in Williams-Beuren syndrome. In Morris CA, Lenhoff HM, et al(eds). Williams-Beuren syndrome research, evaluation, and treatment. The Johns Hopkins University, Baltimore, pp325-342, 2006
Levitin DJ：Musical abilities in individuals with Williams syndrome. Music Perception 15：357-389, 1998
Levitin DJ：This is your brain on music：The science of a human obsession-, Plume. New York, 2007［西田美緒子(訳)：音楽好きな脳―人はなぜ音楽に夢中になるのか．白揚社，2010］
Liégeois-Chauvel C, Peretz I, et al：Contribution of different cortical areas in the temporal lobes to music processing. Brain 121(Pt 10)：1853-1867, 1998

Lovaas, OI : Behavioral treatment and normal educational and intellectual functioning in young autistic children. J Consult Clin Psychol 55 : 3-9, 1987

Luria AR, Tsvetkova LS, et al : Aphasia in a composer (V. G. Shebalin). J Neurol Sci 2 : 288-292, 1965

松下正明, 田邉敬貴：ピック病―二人のアウグスト. 神経心理学コレクション, 医学書院, 2008

Mavlov L : Amusia due to rhythm agnosia in a musician with left hemisphere damage : a non-audiory supramodal defect. Cortex 16 : 331-338, 1980

Mazzoni M, Moretti P, et al : A case of music imperceptions. J Neurol Neurosurg Psychiatry 56 : 322, 1993

McChesney-Atkins S, Davies KG, et al : Amusia after right frontal resection for epilepsy with singing seizures : case report and review of the literature. Epilepsy Behav 4 : 343-347, 2003

McFarland HR, Fortin D : Amusia due to right temporoparietal infarct. Arch Neurol 39 : 725-727, 1982

McIntosh GC, Brown SH, et al : Rhythmic auditory-motor facilitation of gait pattarns in patients with Parkinson's disease. J Neurol Neurosurg Psychiatry : 62 : 22-26, 1997

目黒惇（編）：新音楽事典　楽語. 音楽之友社, 1977

Meltzof AN, Moore MK : Imitation of facial and manual gestures by human neonates. Science : 198(4312) : 74-78, 1977

緑川晶, 河村満, 他：中心前回病変例におけるリズム機能の障害. 失語症研究 22 : 72, 2002

緑川晶：失音楽からみた音楽機能の半球優位性. 最新医学 58 : 76-79, 2003

緑川晶：楽譜表記の神経心理学的研究. 風間書房, 2005

Midorikawa A, Kawamura M : A case of musical agraphia. Neuroreport 11 : 3053-3057, 2000

Midorikawa A, Kawamura M, et al : Musical alexia for rhythm notation : a discrepancy between pitch and rhythm. Neurocase 9 : 232-238, 2003

Midorikawa A, Fukutake T, et al : Dementia and painting in patients from different cultural backgrounds. Eur Neurol 60 : 224-229, 2008

Midorikawa A, Nakamura K, et al : Residual perception of moving objects : dissociation of moving and static objects in a case of posterior cortical atrophy. Eur Neurol 59(3-4) : 152-158, 2008

Midorikawa A, Kawamura M : Does the brain prefer geometrical homogeneity? Behav Neurol 23 : 101-105, 2010

Midorikawa A, Kawamura M, et al : Discrepancy between imitating finger configuration and finger action : a single case report. Eur Neurol 64 : 80-82, 2010

Miller BL, Cummings J, et al : Emergence of artistic talent in frontotemporal dementia. Neurology 51 : 978-982, 1998

三田順造：妻の介護. Retrieved 2010.12.25.(http://www5a.biglobe.ne.jp/~m-miyoshi/kaigo/tuma.htm.)

Mithen S : The Singing Neanderthals : The origins of music, language, mind and body. Weideneld & Nicolson, London, 2005 ［熊谷淳子(訳)：歌うネアンデルタール人―音楽と言語から見る人の進化. 早川書房, 2006］

三善晃：創造から作曲へ. NHK交響楽団(編), 小泉文夫(監修)：楽譜の世界. 2(音楽の現場と楽譜), 日本放送出版協会, 1974

Muchnik C, Efrati M, et al : Central auditory skills in blind and sighted subjects. Scand Audiol 20 : 19-23, 1991

Murayama J, Kashiwagi T, et al : Impaired pitch production and preserved rhythm production in a right brain-damaged patient with amusia. Brain Cogn 56 : 36-42, 2004

内藤高：明治の音. 中央公論社, 2005

中島明子：バス水没事故―幸せをくれた10時間―人間を深く信じた奇跡の瞬間. 朝日新聞出版社, 2009

Nakamura R, Nagasaki H, et al : Disturbances of rhythm formation in patients with pakinson's disease : Part 1. Characteristics of tapping response to the periodic signals. Percept Mot Skills 46 : 63-75, 1978

Naoi N, Tsuchiya R, et al : Functional training or initiating joint attention in children with autism. Res Dev Disabil 29 : 595-609, 2008

Nicolson R, Fawcett AJ, et al : Dyslexia, development and the cerebellum. Trends Neurosci 24 : 515-516, 2001

日本赤ちゃん学会(編)：渡辺富夫：身体的コミュニケーションにおける引き込みと身体性―心が通う身体的コミュニケーション E-COSMIC の開発を通して. ベビーサイエンス Vol 2, 2002

日本音楽療法学会近畿支部対策特別チーム：神戸から被災地の会員の皆様に急いでお伝えしたいこと. (http://www.jmta.jp/disaster/disa201103_03.pdf.)

日本神経学会(編)：パーキンソン病治療ガイドライン 2011. 医学書院, 2011

日本生産性本部：レジャー白書 2009, 2009

野田燎：音楽運動療法入門. 工作舎, 2009

荻原寿一, 賀川純基, 他：〈座談会〉楽譜の複写・浄写・版下楽譜制作の現場か

ら．NHK交響楽団(編)，海老沢敏(監修)；楽譜の世界．2((音楽の現場と楽譜)，日本放送出版協会，pp 199-218, 1974

岡田暁生：音楽の聴き方．中央公論社，2009

岡崎晶子，杉下守弘：歌が歌える重症失語症症例．認知神経科学 2：74-76, 2000

奥村歩：音楽で脳はここまで再生する．人間と歴史社，2008

大浦容子，江口寿子：幼児の絶対音感訓練プログラムと適用例．季刊音楽教育研究 32：162-171, 1982

Peretz I：Processing of local and global musical information by unilateral brain-damaged patients. Brain 113(Pt 4)：1185-1205, 1990

Peretz I, Kolinsky R, et al：Functional dissociations following bilateral lesions of auditory cortex. Brain 117(Pt 6)：1283-1301, 1994

Piccirilli M, Sciarma T, et al：Modularity of music：evidence from a case of pure amusia. J Neurol Neurosurg Psychiatry 69：541-545, 2000

Pinker S：The Language Instinct. William Morrow & Co, New York, 1994

Pinker S：How the mind works. W. W. Norton, New York, 1997

Pinker［椋田直子(訳)：言語を生みだす本能(上・下)．NHK出版，1995］

Polk M, Kertesz A：Music and language in degenerative disease of the brain. Brain Cogn 22：98-117, 1993

Premack D：A functional analysis of language. J Exp Anal Behav 14：107-125, 1970

Révész G：Introduction to the Psychology of Music. Dover Publications, New York, 1954

Ross DA, Olson IR, et al：Absolute pitch does not depend on early musical training. Ann NY Acad Sci 999：522-526, 2003

Rousseau, JJ［小林善彦(訳)：言語起源論—旋律および音楽的模倣を論ず．現代思潮社，1976］

Sacks O：Musicophilia：Tales of Music and brain, Random House, New York, 2007［大田直子(訳)：音楽嗜好症(ミュージコフィリア)—脳神経科医と音楽に憑りつかれた人々．早川書房，2010］

Safran JR, Griepentrog GJ：Absolute pitch in infant auditory learning：evidence for developmental reorganization. Dev Psychol 37：74-85, 2001

最相葉月：絶対音感．小学館，1998

斎藤智：音韻的作動記憶に関する研究．風間書房，1997

Saito S, Ishio A：Rhythmic information in working memory：Effects of concurrent articulation on reproduction of rhythms. J Psychol Res 40：10-18, 1998

Sakai K, Hikosaka O, et al : Neural representation of a rhythm depends on its interval ratio. J Neurosci 19 : 10074-10081, 1999

Sakai K, Hikosaka O, et al : Emergence of rhythm during motor learning. Trends Cogn Sci 8 : 547-553, 2004

坂爪一幸，平林一，他：臨床的「ヴィジランス」検査の試み(II)―脳損傷側の左右差，臨床症状との対応，及び遂行パターン差の検討―．失語症研究7：289-299, 1987

坂本榮三：聴覚訓練．帝国出版協会，p29, 1942

Sallows GO, Graupner TD : Intensive behavioral treatment for children with autism : four-year outcome and predictors. Am J Ment Retard 110 : 417-438, 2005

Satoh M, Kuzuhara S : Training in mental singing while walking improves gait disturbance in Parikinson's disease patients. Eur Neurol 60 : 237-243, 2008

Satoh M, Takeda K, et al : A case of amusia caused by the infarction of anterior portion of bilateral temporal lobes. Cortex 41 : 77-83, 2005

Schlaug G, Jancke L, et al : In vivo evidence of structural brain asymmetry in musicians. Science 267(5198) : 699-701, 1995

Schön D, Semenza C, et al : Naming of musical notes : a selective deficit in one musical clef. Cortex 37 : 407-421, 2001

Schuppert M, Munte TF, et al : Receptive amusia : evidence for cross-hemisphere neural networks underlying music processing strategies. Brain 123 (Pt 3) : 546-559, 2000

Seeley WW, Matthews BR, et al : Unravelling Bolero : progressive aphasia, transmodal creativity and the right posterior neocortex. Bain 131(Pt 1) : 39-49, 2008

Sergent J, Zuck E, et al : Distributed neural network underlying musical sight-reading and keyboard performance. Science 257(5066) : 106-109, 1992

Signoret JL, van Eeckhout P, et al : Aphasia without amusia in a bling organist. Verbal-alexia-agraphia without musical alexia-agraphia in braille. Rev Neurol (Paris) 143 : 172-181, 1987

Souques A, Baruk H : Autopsie d'un cas d'amusie (avec aphasie) chez un professeur de piano. Rev Neurol(Paris) 4 : 545-557, 1930

Stewart L Walsh V, et al : Transcranial magnetic stimulation produces speech arrest but not song arrest. Ann NY Acad Sci 930 : 433-435, 2001

Storr A : Music and the mind. Free Press, New York, 1992 ［佐藤由紀(他訳)：音楽する精神―人はなぜ音楽を聴くのか？　白揚社，1994］

高玉多美子：妹になってしまった私の母さん―私と母の介護日記．駒草出版，2007
舘野泉：左手のピアニストとしての新生．脳科学と芸術，2008
竹田契一，田頭公子：Apraxia of speech について―Mayo 学派の考え方を中心に―．失語症研究 1：92-106, 1981
武田浩一，坂東充秋，他：運動性失音楽を呈した右側頭葉皮質下出血の 1 症例．臨床神経 30：78-83, 1990
Tanaka Y, Yamadori A, et al：Pure word deafness following bilateral lesions. A psychophysical analysis. Brain 110(Pt 2)：831-403, 1987
Terao Y, Mizuno T, et al：Vocal amusia in a professional tango singer due to a right superior temporal cortex infarction. Neuropsychologia 44：479-488, 2006
Thaut MH, McIntosh GC, et al：Rhythmic auditory stimulation in gait training for Parikinson's disease patient. Mov Disor 11：193-200, 1996
徳丸吉彦：楽譜の本質その機能と功罪．NHK 交響楽団（編），皆川達夫（監修）；楽譜の世界．1（楽譜の本質と歴史），日本放送出版協会，1974
内田博美：もう一人の自分と出会う音楽療法の本．アルク出版企画，2011
上田吉一：自己実現の心理．誠信書房，1986
梅本堯夫：音楽心理学．誠信書房，1996
宇野彰：発達性読み書き障害への訓練と訓練効果―バイパス法．発達障害医学の進歩 13：35-47, 2005
Vygotsky LS：Thought and Language, Moscow, 1934 ［柴田義松（訳）：新訳版 思考と言語．新読書社，2001］
Ward WD：Absolute Pitch. In Deutsch D (ed). The Psychology of Music, Academic Press, San Diego, pp 265-298, 1999
Warren JD, Rohrer JD：Ravel's last illness：a uniying hypothesis. Brain 132：1-2, 2009
Wertheim N：The amusias. In Vinken PJ and Bruyn GW (eds). Handbook of Clinical Neurology, North-Holland Publishing Co, Vol 4, pp195-206, 1969
Wertheim N, Botez MI：Receptive amusia：a clinical analysis. Brain 84：19-30, 1961
山田淺蔵：実践音楽教育学．音楽之友社，1991
山田真司：音楽演奏に含まれる時間的ゆらぎ：演奏者の制御能力の限界に起因するゆらぎと芸術表現のゆらぎ（博士論文）．九州芸術工科大学，1998
Yamadoiri A, Osumi Y, et al：Preservation of singing in Broca's aphasia. J Neurol Neurosurg Psychiatry 40：221-224, 1977
山松質文：自閉症児とのふれあい―山松方式によるミュージック・セラピイ．

櫻林仁(編)；音楽療法研究—第一線からの報告，音楽之友社，pp233-255, 1996
吉松隆：音楽の神が降りてくるところ．脳科学と芸術，2008
吉川茂：ピアノの音色はタッチで変わるか—楽器の中の物理学．日経サイエンス社，1997
弓場徹：音痴の原因と治療教育．JOHNS 18：1085-1088, 2002
Zaidel DW：Neurospsychology of art：neurological, cognitive and evolutionary perspectives. Psychology Press, Hove, 2005 ［河内十郎(他訳)：芸術的才能と脳の不思議—神経心理学からの考察．医学書院，2010］．
Zattore RJ：Intact absolute pitch ability after let temporal lobectomy. Cortex 25：567-580, 1989
Zattore RJ：Functional specialization of human auditory cortex for musical processing. Brain 121(Pt 10)：1817-1818, 1998
Zattore RJ, Perry DW, et al：Functional anatomy of musical processing in listeners with absolute pitch and relative pitch. Proc Natl Acad Sci USA 95：3172-3177, 1998

和文索引

【あ・い】

アラジュアニン　24
移調の障害　115
意味性認知症　27,33
逸脱, 芸術的　49
韻律の障害　68

【う】

ウィリアムズ症候群　23,75
ウェルニッケ失語　101,112,114

【お】

音韻抽出　96
音韻的意識　96
音韻とリズム　96
音韻統合　97
音韻分解　96
音楽運動療法　132
音楽と記号　116
音楽療法
　——, 運動を引き起こす　131
　——, グループセラピーとしての　127
　——, コミュニケーションを促す　120
音楽療法士　125,129,133
音律　73
音聾　16
音聾改善のメソッド　19

【か】

角回病変　112
学習障害　17,22
　——, 楽譜の読みに選択的な　23
楽譜　107
　——の書き　114
　——の書きの障害　115
　——の失書　13
　——の失読　15
　——の読みの障害　113
　——の読みの多様性　112
楽譜の読み書き　106
　——, 純粋失読と　108〜110
　——と文字の読み書き　106
　——の特異性　108
楽器の失音楽　13,53

【き】

基準音　74
均一解体　48
金管楽器　56

【く・け】

グレガーセン　74
経験　62
経頭蓋磁気刺激法　47
芸術的逸脱　49
健忘性失音楽　13
原発性進行性失語　28,31,101

【こ】

語義失語　27
口頭表出性の失音楽　12,44
光学的流動　91
後頭側頭葉　111
後頭頭頂葉　111
後方皮質萎縮症　101
構音抑制法　100

【さ・し】

サックス，オリバー・　35,138
シュパート　67
ジャクソン　48,138
視覚障害，絶対音感と　79
自己実現　128
自閉症　24
失行，発語　100
失書，楽譜の　13
失音楽　10
　──，楽器の　13,53
　──，健忘性　13
　──，口頭表出性の　12,44
　──，受容性　13,67
　──，先天性　15,16
　──，脳の変性と　24
　──，発達障害と　15
　──の症状　12
　──の分類　13
失語　11
　──，ウェルニッケ　101,112,114
　──，緩徐進行性　33,101
　──，語義　27
　──，伝導　95
失読　12
　──，楽譜の　15
　──，純粋　108,109
写譜家(コピスト)　116
受容性失音楽　13,67

純粋失読　108
　──と楽譜の読み書き　108〜110
処理方略　62
進行性非流暢性失語　28,33
新生児模倣　82

【せ】

精神分析療法　125
絶対音感　12,71
　──と遺伝　74
　──と環境　76
　──と視覚障害　79
　──に関わる脳の領域　77
　──の障害　15,78
先天性失音楽　15,16
旋律　60
戦争と音楽　21
前頭側頭型認知症　25,92
前頭側頭葉変性症　24,41

【そ】

ソルフェージュ　115
相対音感　72

【た・ち】

大脳半球　101,102
聴覚訓練　20

【て・と】

伝導失語　95
投影法　128
等速性の障害　97
頭部外傷による遷延性意識障害　132
同期
　──，動きと　84
　──，パーキンソン病と　82
　──とモダリティ　88

――の基盤　82
同調行動　82

【に】

日本人と西洋音楽　93
人間性心理学　128

【の】

脳梗塞　108
脳腫瘍　14
脳トレ　22
脳の変性と失音楽　24
脳梁無形成　88
脳梁離断　59

【は】

パーキンソン病　84
　――と同期　82
　――の歩行障害　91
パーキンソン病患者を対象にした音楽
　療法　131
背側系　111
背側視覚系　111
拍節的なリズム　102
発達障害
　――と失音楽　15
　――の療育　125
発語失行　44, 100
半球優位性，音楽と言語の　44
半側空間無視　98

【ひ】

非言語的なチャンネル　124
左半球障害による右半球機能の解放現
　象　33
左半球損傷　97
左病変　112

左耳の消去現象　59
拍子　64
病跡学　31

【ふ】

ブローカ　11
プロソディの障害　68
譜面　111, 112
腹側系　111
腹側視覚系　111

【へ】

ペーシング課題　98
ペレツ　63, 68

【ほ】

ボレロ　32
歩行のテンポ　83
保続　32

【ま】

マヴロフ　95
マルキアファーヴァ・ビニャミ病　59

【み】

ミラー・ニューロン　92
右耳優位　59

【も】

モジュール　37
盲目　79

【ゆ】

ゆらぎ　49

【ら・り】

ラヴェル　24, 31
リエジュワ・ショーヴェル　65
リズム　64
　──, 音韻と　96
　──, 拍節的な　102
　──と言語　99
　──と文化　93
　──の記憶　102
　──の基盤　92
　──の障害　95
　──の表出　100
リズム感覚の障害　15
両耳分離聴検査　58

欧文索引

【A】

abusolute pitch 71
Alajouanine 24
alexia 12
amusia 11
aphasia 11

【B-C】

Broca 11
congenital amusia 15

【D】

developmental musical dyslexia 23
dichotic listening test ; DLT 58

【F-G】

frontotemporal dementia ; FTD 25
frontotemporal lobar degeneration ;
　FTLD 24
Gregersen 74

【J-L】

Jackson 48
learning disability ; LD 17
Liégeois-Chauvel 66

【M】

Mavlov 95

musical instrument digital interface ;
　MIDI 49

【O-P】

optical flow 91
Peretz 63, 68
perfect pitch 71
posterior cortical atrophy ; PCA
　　　　　　　　　　　　86, 101
primary progressive aphasia ; PPA
　　　　　　　　　　　　28, 101
progressive non-fluent aphasia ; PA
　　　　　　　　　　　　28

【R】

relative pitch 72
right-ear advantage ; REA 59

【S】

Schuppert 67
semantic dementia ; SD 27

【T】

tone deafness 16
transcranial magnetic stimulation ;
　TMS 47

【W】

Wada 法 46
Williams syndrome 23